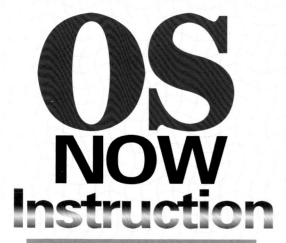

OS NOW Instruction

日本骨科新标准手术图谱

19

U0203561

丛书总主译
田 伟
积水潭医院

本册主译
曲 巍 蒋华军
大连医科大学附属第一医院

上肢关节镜手术
以功能早期恢复为目标

丛书主编
（日）岩本幸英
（日）安田和则
（日）马场久敏
（日）金谷文则

本册主编
（日）金谷文则

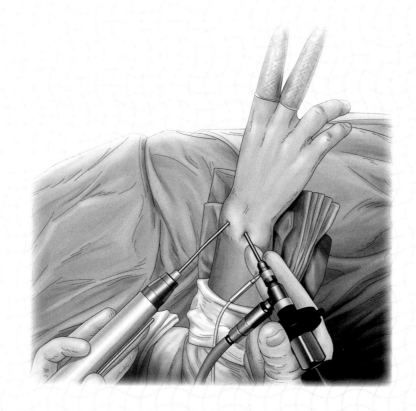

河南科学技术出版社
·郑州·

OS NOW Instruction 19
Endoscopic surgery of the upper extremity
© FUMINORI KANAYA 2011
Originally published in Japan in 2011 by MEDICAL VIEW CO.,LTD.
Chinese translation rights arranged with MEDICAL VIEW CO.,LTD through TOHAN CORPORATION,TOKYO.

日本MEDICAL VIEW授权河南科学技术出版社
在中国大陆独家发行本书中文简体字版本。
版权所有，翻印必究。
豫著许可备字-2015-A-00000166

图书在版编目(CIP)数据

上肢关节镜手术／（日）金谷文则主编；曲巍，蒋华军主译. —郑州：河南科学技术出版社，2018.5
ISBN 978-7-5349-9090-8

Ⅰ.①上… Ⅱ.①金… ②曲… ③蒋… Ⅲ.①上肢－关节镜－外科手术 Ⅳ.①R684

中国版本图书馆CIP数据核字（2018）第021054号

出版发行：河南科学技术出版社
地址：郑州市经五路66号　　邮编：450002
电话：（0371）65788634　65788110
网址：www.hnstp.cn
策划编辑：李喜婷　仝广娜
责任编辑：李　林
责任校对：马晓灿
封面设计：宋贺峰
责任印制：朱　飞
印　　刷：郑州新海岸电脑彩色制印有限公司
经　　销：全国新华书店
幅面尺寸：210 mm×297 mm　　印张：13　　字数：346千字
版　　次：2018年5月第1版　　2018年5月第1次印刷
定　　价：198.00元

如发现印、装质量问题，影响阅读，请与出版社联系并调换。

中文版序言

日本的古代医学主要从中国学习。到了近代，西方国家的产业革命带动了科学的巨大进步。明治维新后，日本迅速调整医学学习方向，转为向西方国家学习，取得了很大成功。在骨科领域，日本一直紧跟西方现代医学的脚步，同时发挥日本民族细致严谨的作风，在现代骨科领域独树一帜，取得了辉煌成就。

本套丛书由日本骨科学会理事长、九州大学研究生院医学研究院临床医学部骨科学教授岩本幸英等担任主编，图文并茂，全面描述骨科各领域手术的最新技术，适合我国广大骨科医生阅读参考，特别是对于缺少高水平骨科正规培训的医生，本套丛书有助于补充相关知识。

本套丛书具有两大特点：

专业划分细致：目前引进的有28个品种，涉及脊柱、手术导航、关节镜、关节置换、关节重建、骨折、运动损伤等多个专业。

简明易学：介绍某项具体手术时，手术步骤明确，并在醒目位置写明"手术技巧及注意事项""难点解析""术后并发症及处理"等，便于读者快速掌握手术技巧。

为保证翻译质量，我们遴选了国内优秀的日语专业骨科医生承担翻译，这些译者来自北京积水潭医院、中日友好医院、北京医院、吉林大学中日联谊医院、中国医科大学附属盛京医院、苏州大学附属第二医院、大连医科大学附属第一医院等医院。对翻译过程中发现的问题，他们辗转与日本原作者联系，力求最准确地传达专业知识。

在此，要感谢岩本教授及日本MEDICAL VIEW出版社的帮助，也要感谢参与翻译的各位骨科教授、医生及其他工作人员，以及河南科学技术出版社的努力。相信本套丛书能够成为广大骨科医生的好朋友。

书中翻译可能存在不妥之处，恳请读者予以指正。

北京积水潭医院

2013 年 4 月

序　言

OS Now 医学系列教育丛书第19本《上肢关节镜手术》由我担当主编。本书主要讲述近期技术上取得显著进步的上肢关节镜手术。如今镜视下的手术不仅比传统开放手术可以获得更好的视野，而且将来技术上更会得到进一步的发展。然而与传统开放手术相比，镜视下手术的学习曲线更长，所以本书内容以上肢镜视下手术必备的解剖知识、手术技巧及手术要点为主。

肩部疾病的镜视下手术适应证范围较广泛，从青少年及成人的运动损伤，到老人因退变所导致的肩袖损伤等疾病都是肩部疾病的镜视下手术适应证。肩关节镜视下手术的进步非常大，像Bankart损伤、肩关节松弛等疾病，以往仅能在开放下进行手术，现在可以全部在镜视下完成手术操作；而且像肩胛上神经麻痹的手术也可以在镜视下完成，并可取得比较好的手术效果。目前关节镜/内窥镜技术是肩关节疾病诊断及治疗的必备手段，希望本书能对医生的日常诊疗工作有所帮助。

腕关节镜及肘关节镜技术以往多用于疾病的诊断，最近随着MRI及超声非侵袭性诊断技术的提高，腕、肘关节疾病大多在术前可确定诊断。目前，腕、肘关节镜多数情况下以疾病的治疗为目的。然而与肩关节相比较，腕、肘关节视野相对狭小，特定的疾病需要特定的手术入路与手术技术，这些需要术者在术前就能熟练掌握。与已经成熟的肩、膝关节镜技术有所不同，腕、肘关节镜技术尚未成熟，术者常常需要使用各种技巧完成手术。腕、肘关节镜手术技术虽然尚未成熟，但对善于使用各种技巧的日本骨科医生来讲，反而是一种优势。1959年，东京递信医院的渡边正毅医生研发出21号关节镜，把关节镜技术应用于临床，成为世界上关节镜研发的先驱者，然而目前使用的关节镜手术器械大多都是外国产品。希望本书不仅对高年资的医生起到帮助，更希望对即将要学习关节镜技术的年轻医生起到帮助，希望他们通过本书的学习，能了解并掌握关节镜技术，使手术技术能够得到逐步地提高。并希望能研发出日本自己的优异的手术器械，为提高手术效果及手术操作标准化做出自己的贡献。本书如果能对大家的日常诊疗工作有所帮助，我将非常荣幸。

金谷文则

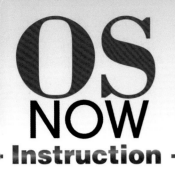

上肢关节镜手术
以功能早期恢复为目标

目 录

腕关节镜手术

肩关节镜手术

肩关节镜手术相关解剖知识与基本手术技巧

大阪厚生年金医院骨科　佐原　亘
大阪厚生年金医院运动医学科主任　米田　稔

掌握肩关节的解剖知识，不仅对手术治疗肩关节疾病是必不可少的，对肩部疾病的诊断及影像的判读也是有帮助的。

骨、关节解剖

盂肱关节由较大的球形肱骨头与较浅的关节盂构成。由于肱骨头缺少骨的覆盖，因此盂肱关节是人体活动范围最大的关节。然而，由于缺少骨性支持，盂肱关节也是最容易脱位的关节。

在肱骨头的后方关节囊的反折部与肱骨头关节软骨之间有一骨性露出区域，称作裸区（bare area），随着年龄的增长，裸区的面积会增大。要把裸区与肩关节脱位（或半脱位）时肱骨头后方产生的骨软骨缺损（Hill-Sachs损伤）进行鉴别。

关节盂呈上窄下宽的"洋梨"形（**图1a**）。关节盂下方面积较宽广部分的中心区域的关节软骨较薄，称作裸点（bare spot）。关节盂的下半部接近圆形，裸点位于此圆形的中心点。在习惯性肩关节脱位的病例中常常会发现盂前方存在骨缺损，可通过裸点测量骨缺损的程度。

关节盂唇的解剖

在关节盂的周边有一周截面为三角形的纤维软骨，称作关节盂唇（**图1a**）。关节盂唇的纤维软骨与关节盂的透明软骨相连续。我们可以把类圆周形的关节盂唇比作时钟，在上方半周（9～3点）关节盂侧有宽约2 mm的盂唇附着，肩胛颈侧有宽3～5 mm的盂唇附着；在下方半周（4～8点）关节盂侧有宽3～5 mm的盂唇附着，肩胛颈侧有宽3～6 mm的盂唇附着，盂唇在关节盂的下方有着更宽的附着点[1]。盂唇在不同部位的附着方式不同，甚至还存在变异或附着点的变化。

约60%的人在上方关节盂唇的关节侧（11～1点），甚至肩胛颈侧存在有正常的凹陷（normal sulcus），这一正常的凹陷常常会被误认为是上方盂唇的撕裂。

前方盂唇（1～3点处）的变异最多见，文献报道，盂唇在关节盂侧无附着并存在盂唇下裂孔（sublabral foramen）的占1.5%～12%（**图1b**）；关节盂唇缺损而盂肱中韧带（middle glenohumeral ligament，MGHL）与上方的盂唇相连续，形成

1

Buford复合体（Buford complex）的占1.5%～6.5%（**图1c**），以及其他的变异等情况存在。

关节盂唇在关节盂的上、下方形成两个复合体。其一为肱二头肌长头腱-关节盂唇复合体（biceps labral complex，BLC）；其二为盂肱下韧带-关节盂唇复合体（inferior glenohumeral ligament labral complex，IGHLC），这两个复合体将在后面进行叙述。

关节囊及盂肱韧带的解剖

关节囊的一部分胶原纤维增厚，形成条索状结构，构成盂肱韧带。盂肱韧带通常由上、中、下三部分组成（**图1a**）。

图1 盂肱韧带的基本结构与关节盂唇的变异

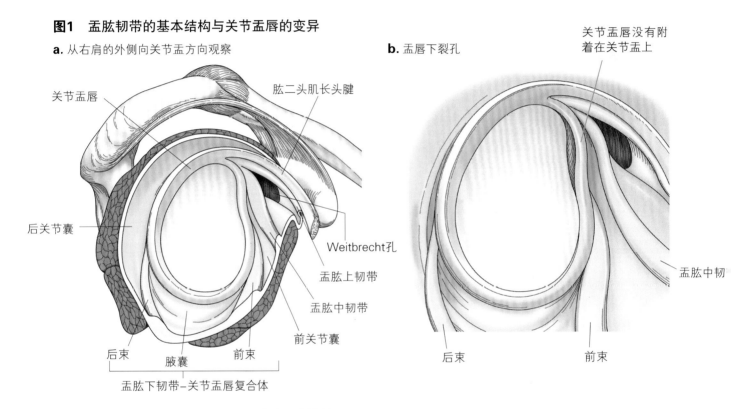

a. 从右肩的外侧向关节盂方向观察

关节盂唇
肱二头肌长头腱
后关节囊
Weitbrecht孔
盂肱上韧带
盂肱中韧带
前关节囊
后束
腋囊
前束
盂肱下韧带-关节盂唇复合体

b. 盂唇下裂孔

关节盂唇没有附着在关节盂上
盂肱中韧
后束
前束

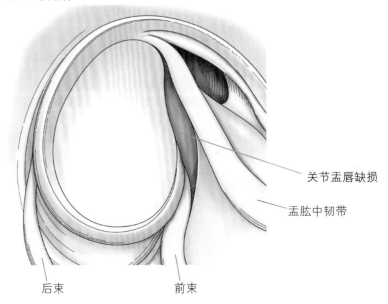

c. Buford 复合体

关节盂唇缺损
盂肱中韧带
后束
前束

◆ 盂肱上韧带

盂肱上韧带（superior glenohumeral ligament，SGHL）由盂上结节附近的关节盂唇及喙突基底部起，与肱二头肌长头腱大致平行，止于小结节近端的肱骨小凹（fovea capitis，FC）（**图2a**）[3]。起始部可有多种变异，可起始于BLC附近，BLC稍前方或MGHL附着部附近。

SGHL与后面将要叙述到的喙肱韧带一起进入结节间沟，构成内侧壁，支撑肱二头肌长头腱（LHB），使其不发生半脱位。该韧带在上肢下垂位时，有防止肱骨头向下方移动的制动效果。

◆ MGHL及前关节囊

MGHL起始于1～2点方向的关节盂唇（占86%），或起始于肩胛颈部（占14%），止于小结节的最内侧。MGHL与前方的关节囊融合为一体，向止点处走行的占67%；从盂唇处发出，与前关节囊分开，并向止点处走行的占33%（**图2b**）[3]。MGHL是变异非常多的韧带，以各种形态出现，有较薄的膜状、较厚的韧带状，还有既厚又宽的带状等。10%～37%的病例可见缺损，以Buford复合体形式出现的占1.5%～6.5%。MGHL在肩关节外展中立位时参与维持肩关节前方的稳定。

◆ 盂肱下韧带

盂肱下韧带（inferior glenohumeral ligament，IGHL）前部有条索状增厚的前束（anterior band，AB），后部有肥厚的后束（posterior band，PB），AB与PB之间为腋囊（axillary pouch，AP）。在关节盂侧通常有关节盂唇附着，形成盂肱下韧带-关节盂唇复合体。AB附着在2～4点方向，PB附着在7～9点方向。AB厚3～4 mm，宽2～8 mm，但约有25%的病例附着的宽度较窄。AP宽4 mm。IGHL的止点在肱骨解剖颈远端1/3处（**图2a**、**图2b**）[3]。

在肩关节外展外旋位时，AB在肱骨头的前方起阻挡作用，参与维持肩关节前方的稳定。在肩关节外展内旋位时，PB在肱骨头的后方起阻挡作用，参与维持肩关节后方的稳定。

图2 盂肱韧带在肱骨头的附着部[3]

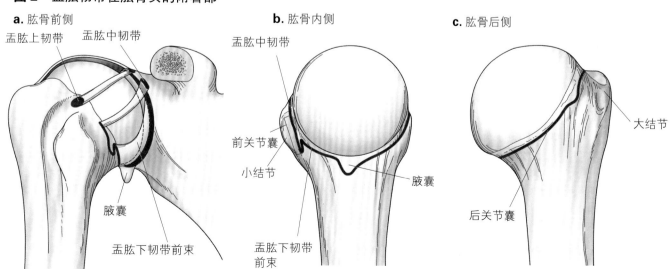

a. 肱骨前侧　　　　　　　　b. 肱骨内侧　　　　　　　　c. 肱骨后侧

◆ 肩胛下滑囊

肩胛下滑囊（subscapularis bursa，SSB）位于肩胛下肌（SubS，SSC）与肩胛骨之间的喙突基底部水平（**图9**），与关节腔相通，并与关节腔存在两处开口。一处为上裂孔（superior foramen），开口处位于SGHL与MGHL之间，也称作Weitbrecht孔（**图1a**）；另一处为下裂孔（inferior foramen），开口位于MGHL的远端，也称作Rouvière孔。只存在Weitbrecht孔的占7%～73%，两孔均存在的占13%～89%，两孔均不存在的占10%～18%[2]。

肌肉、肩袖解剖

盂肱关节周围有一腱性组织包裹肱骨头，这一腱性组织称作肩袖。肱骨头的前方为肩胛下肌腱，上方为冈上肌腱，后方为冈下肌腱与小圆肌腱。在冈上肌腱与肩胛下肌腱之间有一无肌腱覆盖的区域，称作肩袖间隙。肩袖的功能是把肱骨头拉向关节盂，起到内在肌（inner muscle）的作用，与三角肌等外在肌（outer muscle）共同组成一对力偶（force couple）发挥功能，使盂肱关节能进行上举运动。

◆ 肩胛下肌

肩胛下肌起于肩胛骨的前方，止于肱骨小结节。然而，近年有的报道认为，肩胛下肌的下方1/3止于小结节，上方1/3止于小结节的上表面（**图3**）[5]。肩胛下肌呈鸟羽状，内有数条肌腱，均被肌肉所包裹；肌内的腱性结构几乎均存在于肩胛下肌的中央部，而在靠近小结节侧，肌内的腱性结构偏向上方2/3走行，下方1/3均为肌性结构，直接止于小结节。肩胛下肌内最靠近上方的一条肌腱相对比较粗大，称为上腱束（superior tendon slip），在后方入路镜视下可观察到上腱束与MGHL成45°～60°角交叉走行。肩胛下肌的最近端有SGHL与喙肱韧带（coracohumeral ligament，CHL）共同把LHB从关节内引入结节间沟，LHB起到防止肱骨头前方半脱位的作用[4, 5]。

图3 肩胛下肌腱的附着部[4, 5]

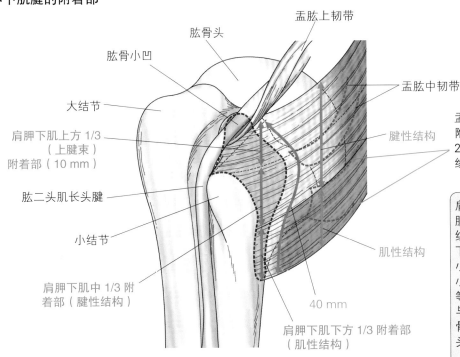

肱骨头
肱骨小凹
大结节
肩胛下肌上方 1/3（上腱束）附着部（10 mm）
肱二头肌长头腱
小结节
肩胛下肌中 1/3 附着部（腱性结构）
肩胛下肌下方 1/3 附着部（肌性结构）
盂肱上韧带
盂肱中韧带
盂肱上韧带前束的上缘附着在肩胛下肌上方2/3处（腱性结构的下缘处）
腱性结构
肌性结构
40 mm

肩胛下肌由多枚鸟羽状肌肉组成，其上方腱性组成部分占2/3。肩胛下肌下方2/3止于肱骨小结节，上方1/3止于小结节的上表面。Arai等认为肩胛下肌最上缘与盂肱上韧带附着在肱骨小凹，参与维持肱二头肌长头腱的稳定性

4

图4 肱骨大结节的三个面
肩袖在大结节附着部由上面、中面、下面构成。上面的前后径长12～15 mm，中面的前后径长20～23 mm。

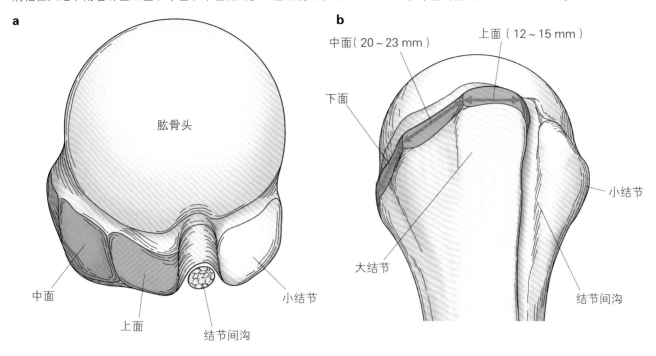

关节囊韧带与肩胛下肌腱在肱骨头附着部的关系为：MGHL附着在肩胛下肌上方1/4～1/3的水平，IGHL前束上缘附着于肩胛下肌上方2/3处（腱性结构的下缘）（**图3**）。掌握肩胛下肌与关节囊附着部的关系，有助于了解肩胛下肌的撕裂程度。

◆ 冈上肌、冈下肌、小圆肌

肩袖在大结节止点附着部由上面、中面、下面三部分构成（**图4**）。上面的前后径长12～15 mm，中面的前后径长20～23 mm[6, 7]。

冈上肌起于冈上窝及肩胛冈的上方，止于大结节的上面；冈下肌起于肩胛冈的下方及冈下窝，止于大结节的中面；小圆肌起于肩胛骨外侧缘的背侧，止于大结节的下面。然而，在止点处肌腱相互重叠交织在一起，将各个肌腱完整区别出来是很困难的。关于哪条肌腱附着在哪个面上的文献报道多少有些不一致。冈上肌内只有一条肌腱，呈单枚鸟羽状分布，肌腱在肌内前方1/2处，并附着于大结节（**图5a**）。

皆川（Minagawa）等[6]认为冈上肌腱除在大结节的上面附着外，也有1/2的附着在大结节的中面，冈下肌腱附着在全部的中面及部分冈上肌腱上（**图5b**）。

望月（Mochizuki）等[8]认为冈上肌腱只附着在大结节上面前内侧较局限的部位；冈下肌腱附着在中面的全部及上面的前外侧，附着的范围较广泛（**图5c**）。

克拉克（Clark）等[9]认为肩袖有五层，从上表面开始第一层与第四层分别是CHL的浅层与深层，第二层为致密的纤维层，第三层为疏松的纤维层，第五层由关节囊构成。

戈尔克（Gohlke）等[2]认为关节囊（第五层）有放射状走行及环状走行的纤维存在，环状走行的纤维称作斜索（fasciculus obliquus）。上方的关节囊宽14 mm，厚4～5 mm，纤维束呈"U"形走行。前方在LHB进入结节间沟入口处形成滑囊的囊壁，在距离冈上肌腱附着部约10 mm向后方走行，后方附着在冈下肌腱止点的下缘（**图6a**）。这一结构称为肩袖索（rotator cable），作为悬索桥（suspension

图5　冈上肌与冈下肌在肱骨大结节的附着部

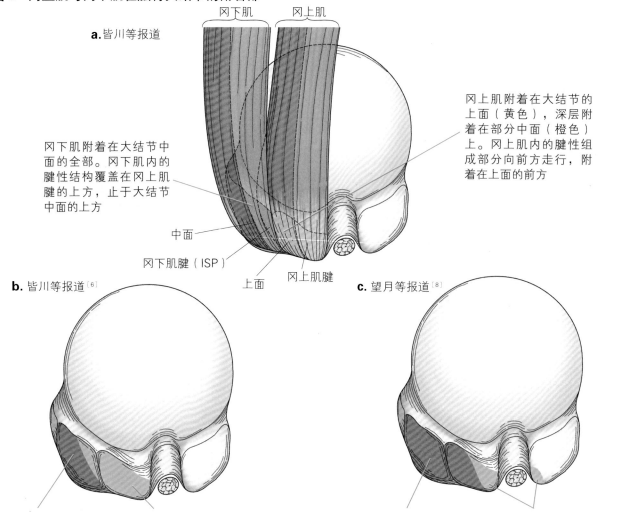

a. 皆川等报道

冈下肌
冈上肌

冈下肌附着在大结节中面的全部。冈下肌内的腱性结构覆盖在冈上肌腱的上方，止于大结节中面的上方

冈上肌附着在大结节的上面（黄色），深层附着在部分中面（橙色）上。冈上肌内的腱性组成部分向前方走行，附着在上面的前方

中面
冈下肌腱（ISP）
上面
冈上肌腱

b. 皆川等报道[6]

冈下肌腱（橙色）附着于中面的全部

冈上肌腱（黄色）附着于大结节的上面及中面的1/2部

c. 望月等报道[8]

冈下肌腱附着于中面的全部及上面的前外侧，附着的范围较广泛

冈上肌腱的附着范围较局限，附着于上面的前内侧

图6　斜索[2]

a. 从关节内观察上关节囊

上关节囊内有放射状走行及环状走行的纤维。斜索前方起始于结节间沟，后方止于冈下肌腱止点的下缘，呈"U"形走行

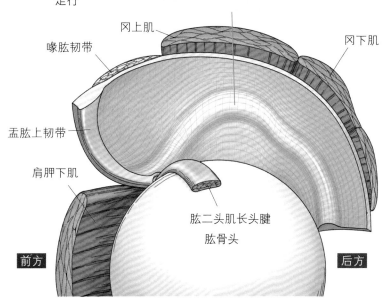

冈上肌
喙肱韧带
冈下肌
盂肱上韧带
肩胛下肌
肱二头肌长头腱
肱骨头
前方
后方

b. 从前方观察上关节囊

斜索不仅存在于上方，关节囊的一周均有斜索走行，并延伸至下方与盂肱下韧带相交叉走行

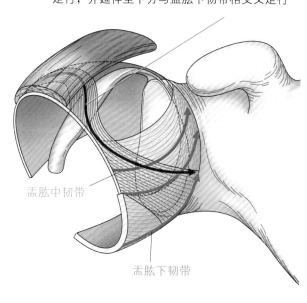

盂肱中韧带
盂肱下韧带

bridge）起到传递肩袖牵引力的作用。斜索在下方与IGHL也相互交叉走行，关节
盂唇与IGHL形成关节盂唇复合体参与维持盂肱关节前方的稳定（**图6b**）[10]。

肩袖间隙的解剖

　　肩袖间隙（rotator interval，RI）是冈上肌腱的前缘与肩胛下肌腱的上缘形成
的间隙，内侧被喙突，外侧被结节间沟所包绕，该处无肩袖的腱性结构存在，所以
称为肩袖间隙。肩袖间隙由CHL、SGHL及关节囊形成，CHL起于喙突基底背外
侧的1/3，宽为1~2 cm，是一较厚的组织，但越靠近外侧就变得越宽且越薄。肩
袖间隙的外侧（结节间沟入口处）肩胛下肌腱与冈上肌腱的纤维混合存在，参与
维持LHB的稳定（**图7**）。

　　目前，有关肩袖间隙止点的报道多种多样。若斯特（Jost）等[11]认为CHL的
浅层与冈上肌腱、肩胛下肌腱共同在结节间沟的入口处形成滑囊的囊壁，CHL的
深层与SGHL共同在LHB的前方环绕后止于小结节的近端，形成结节间沟入口处的
前壁。Arai等[5]认为起于肩胛下肌最近端的较小且较薄的腱性组织，附着于肱骨
小凹处，并与SGHL共同形成结节间沟的前内侧壁。

　　在关节镜下检查LHB不稳定的病例时，如果存在SGHL撕裂，用探钩探查会
发现LHB向内下方呈现不稳，但仍然停留在结节间沟内，处于半脱位前的
状态（presubluxation）。但是，此时如果肩胛下肌腱的上缘也发生了撕裂，用探
钩探查LHB时会发生暂时性的半脱位（transient subluxation），有时即使不用探钩
探查LHB，LHB也会从结节间沟脱出呈现固定的半脱位状态（fixed subluxation）[12]。

　　此外，肩袖间隙还具有维持肩关节稳定性、调解关节腔压力的作用。CHL与
SGHL在上臂下垂时参与维持下方的稳定性，MGHL在中度外展位时参与维持前
方的稳定性[13]，如果这些结构发生了损伤，会出现细微的肩关节前方不稳定。
在上臂下垂时，CHL还具有限制肩关节外旋的作用[11]。对于肩关节粘连等疾病，
当肩关节出现显著的上举及外旋功能障碍时，需要切断该韧带。

图7　从外侧观察喙肱韧带及肩袖间隙的构造（右肩）

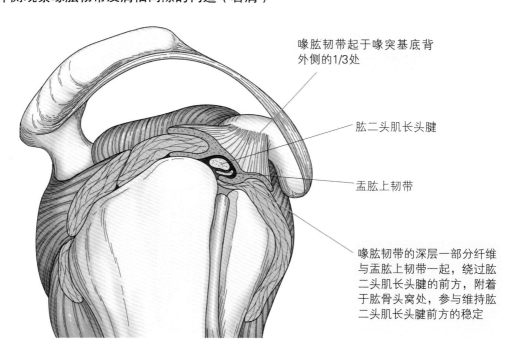

喙肱韧带起于喙突基底背
外侧的1/3处

肱二头肌长头腱

盂肱上韧带

喙肱韧带的深层一部分纤维
与盂肱上韧带一起，绕过肱
二头肌长头腱的前方，附着
于肱骨头窝处，参与维持肱
二头肌长头腱前方的稳定

神经、血管解剖

◆ 腋神经（图8）

腋神经来源于C5、C6神经根，由后束发出神经分支，在肩胛下肌的前方向下方走行，在盂肱关节的腋窝部，由前方向后方走行。然后，穿过由肱骨、小圆肌、大圆肌及肱三头肌长头围成的四边孔间隙，绕过关节的后方，分别发出前支与后支。

前支在肱骨外科颈处由后方绕向前方，进入三角肌并支配该肌。后支发出支配小圆肌的肌支与支配后方三角肌的肌支。腋神经的感觉神经分支为上臂外侧皮神经。

从肩峰后角到腋神经的距离为6～10 cm。在Bankart损伤修复术、镜下关节囊松解等手术中，当切断或剥离IGHL时，注意不要损伤腋神经。Yoo等[14]认为右肩的腋神经在关节盂5点半至6点的位置，距离关节盂最近，距离为10～25 mm。

◆ 旋肱动脉

旋肱后动脉与腋神经一起共同穿过四边孔，从肱骨外科颈的外侧绕到前方与旋肱前动脉汇合。与腋神经相同，在进行IGHL的剥离或切断时，注意不要损伤旋肱动脉。

图8 腋神经及肩胛上神经的走行

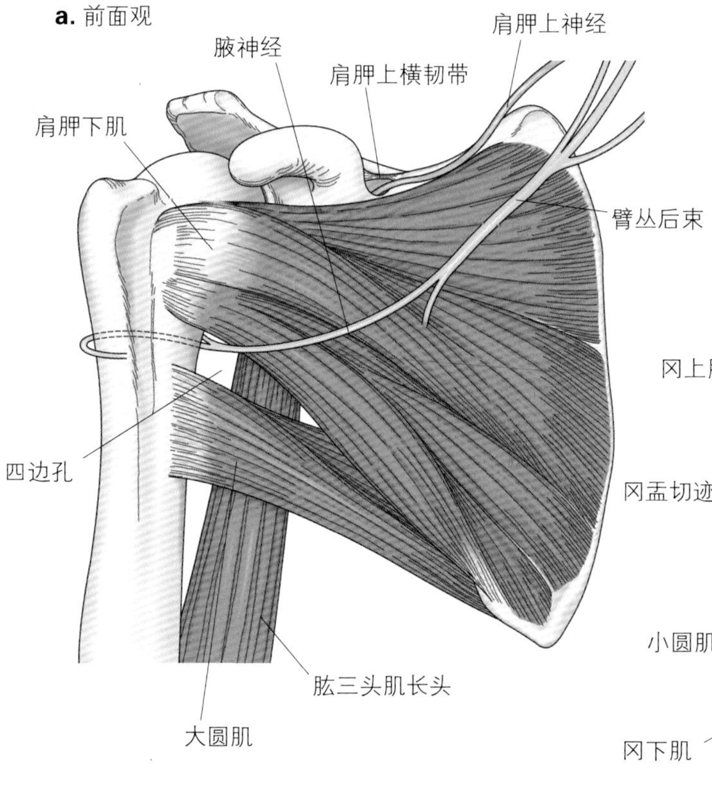

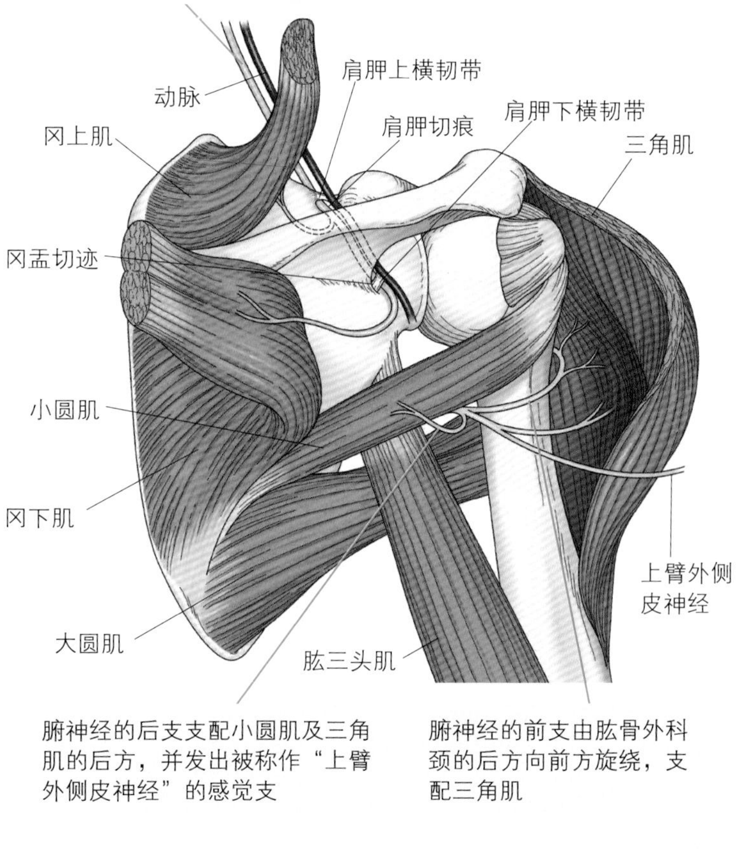

a. 前面观

b. 后面观

肩胛上神经从肩胛切迹处的肩胛上横韧带的下方通过，发出冈上肌的肌支，以及关节囊和肩峰下滑囊的感觉支；然后进一步向外下方走行，在冈盂切迹、肩胛棘的外侧及肩胛下横韧带的下方通过，并发出冈下肌的肌支

腋神经的后支支配小圆肌及三角肌的后方，并发出被称作"上臂外侧皮神经"的感觉支

腋神经的前支由肱骨外科颈的后方向前方旋绕，支配三角肌

8

◆ 肩胛上神经（图8）

肩胛上神经来源于C4、C5、C6神经根，由上干发出分支，在肩胛切迹（suprascapular notch）处穿过肩胛上横韧带发出肌支支配冈上肌，并发出关节囊及肩峰下滑囊（SAB）的感觉支。该感觉支途经肩锁关节支的路径，绕过喙锁的背侧，在喙肩韧带的下方，穿过肩峰起始部的三角肌，支配肩胛背部及腋窝部的感觉。主干进一步向外下方走行，在冈盂切迹（spinoglenoid notch）肩胛冈的外侧穿过肩胛下横韧带发出支配冈下肌的肌支。

肩胛上神经在冈盂切迹附近，距关节盂最近，位于关节盂内侧2 cm。在肩袖断裂的病例中，切断肩胛冈附近的关节囊时，注意不要损伤肩胛上神经。

◆ 肩胛上动脉（图8）

肩胛上动脉在肩胛上横韧带上方通过（有时与肩胛上神经共同在肩胛上横韧带的下方穿过），然后与肩胛上神经一同向下方走行，在肩胛下横韧带的下方穿过，到达冈下窝。

肩峰下间隙的解剖

◆ 肩峰

肩峰可在体表触及，是观察肩峰下滑囊最重要的体表标志。自从1972年Neer提倡对肩峰下撞击综合征行肩峰成形术以来，关于肩峰形态的报道多种多样。

Bigliani等[15]把肩峰的形态分成扁平型（flat）、弯曲型（curved）和钩型（hooked）三型。钩型肩峰最容易引起肩峰撞击和肩袖的异常。Banas等[16]在MRI斜冠状位向下引一条平行于肩峰下表面的直线，测量该直线与肩胛盂上下缘连线的角度，如果该角度减小，意味着肩袖病变的程度较严重。

肩峰的形态常有变异，应注意肩峰撞击和肩袖损伤这两个方面的问题。

◆ 喙肩韧带

喙肩韧带起止点分别附着在喙突的前外侧与肩峰的前方。据文献报道，喙肩韧带在喙突的附着形态分别有四边形（quadrangular），"Y"型（Y-shaped），宽束型（broad band），"V"型（V-shaped），多束型（multiple-banded）[17]。韧带在肩峰附着处的宽度为11～15 mm，在喙突附着处的宽度因附着的形态不同，变化较大，一般为10～22 mm。

◆ 滑囊

肩峰与喙肩韧带组成喙肩弓（coraco acromial arch），在喙肩弓与肩袖之间的前方有肩峰下滑囊（**图9**）。肩峰下滑囊以肩峰的前角为中心，沿冈上肌腱扩展。肩峰下滑囊的后壁（posterior bursal curtain）抵达肩锁关节后缘的延长线水平；前壁抵达喙肩韧带的喙突附着部水平。肩峰下滑囊向内侧的扩展有较大的个人差异，一般可抵达肩锁关节内侧的0.7～2.3 cm[18]。从肩峰下滑囊的外侧到后方有三角肌下滑囊（subdeltoid bursa，SDB），肩峰下滑囊的外侧可跨越大结节抵达肩峰下5～6 cm处（接近腋神经水平）。喙突下滑囊（subcoracoid bursa，SCB）位于肩胛下肌与联合腱（conjoint tendon）之间（**图9**）。这三处的滑囊被较

9

图9 肩关节的滑囊

a. 从前方观察滑囊

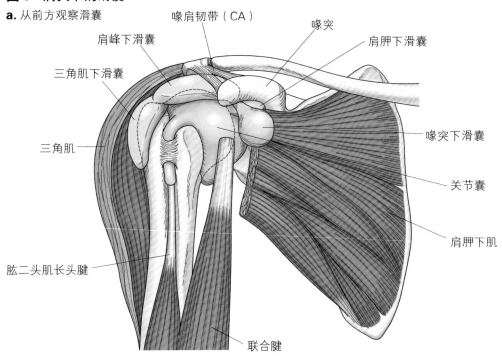

- 喙肩韧带（CA）
- 喙突
- 肩峰下滑囊
- 三角肌下滑囊
- 肩胛下滑囊
- 三角肌
- 喙突下滑囊
- 关节囊
- 肩胛下肌
- 肱二头肌长头腱
- 联合腱

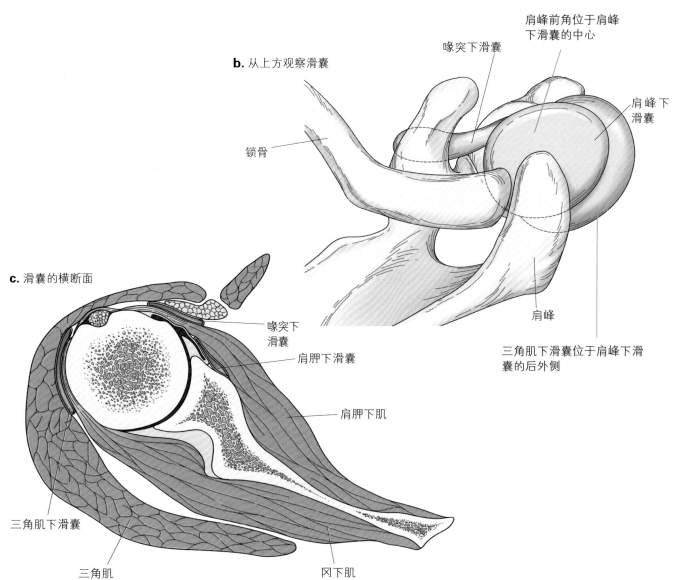

b. 从上方观察滑囊

- 肩峰前角位于肩峰下滑囊的中心
- 喙突下滑囊
- 肩峰下滑囊
- 锁骨
- 肩峰
- 三角肌下滑囊位于肩峰下滑囊的后外侧

c. 滑囊的横断面

- 喙突下滑囊
- 肩胛下滑囊
- 肩胛下肌
- 三角肌下滑囊
- 三角肌
- 冈下肌

薄的膜分隔开。

此外，与关节腔有交通的滑囊为肩胛下滑囊（subscapularis bursa，SSB），具体可参考前面的"关节囊及盂肱韧带的解剖"。

肩关节镜下手术的基本手术方法

手术体位

肩关节镜手术体位有沙滩椅位与半侧卧位，笔者喜欢患者取半侧卧位。半侧卧位是指背侧倾斜30°的侧卧位，这样可使盂肱关节面平行于地面。可使用有负压固定体位功能的手术床，可将患者从胸部固定到臀部；为了肩胛骨能自由活动，仅在肩胛骨处行辅助固定。

患肢外展40°，前屈20°位下用牵引系统进行牵引，前下方用2~4 kg的重量进行牵引。对于肩关节习惯性脱位的病例，处理盂肱下韧带–关节盂唇复合体时，外展需降低到20°，腋窝处需向外侧牵引，以增加下关节腔的宽度。铺单时，近端的颈部，前方从锁骨的外侧半及腋窝部到后方的盂肱关节与肩胛骨内缘的中部均需要露出。

建立关节镜入路（图10）

◆ 后方入路

在肩峰后角下方1~1.5 cm，内侧2 cm处可建立后方入路。进入关节腔后，调整镜头，使镜头对准并可看清肱骨头、关节盂及肱二头肌长头腱。当进行Bankart损伤修复手术时，笔者喜欢在肩峰后角偏外1 cm及偏前1 cm处建立后上方入路。用70°镜从外侧向下方观察关节盂比较容易观察到关节盂的颈部。

图10　建立手术入路（右肩，从上方观察）
ASP（前上方入路）：在大结节部位植入锚钉时使用。另外，在进行肩胛下肌修复术时，该入路可作为观察入路。
后方及前方入路：可用于对关节腔内的观察。
后方及侧方入路：可用于对滑囊的观察。

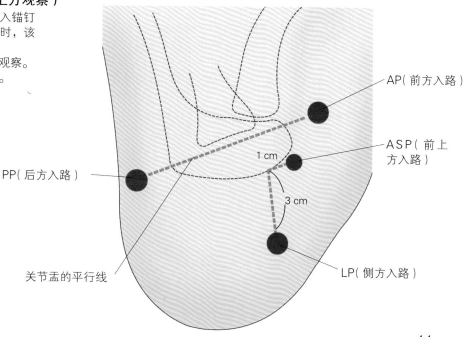

AP（前方入路）
ASP（前上方入路）
1 cm
PP（后方入路）
3 cm
关节盂的平行线
LP（侧方入路）

◆ 前方入路

在喙突尖部的外侧1 cm组织较软处建立前方入路。在后路镜监视下，先用导针刺入，确认在肩胛下肌与LHB之间后，插入套管，完成前方入路的建立（outside-in技术）。在皮肤上切口建立入路时，如果皮肤切开得过深，可能会伤及头静脉分支或锁骨上神经的感觉支，所以此处皮肤不要切得过深。

盂肱关节镜检观察

◆ 后方入路镜检观察

1. LHB与上方关节盂唇

在上盂唇与关节盂软骨之间插入探钩，判断上盂唇下方是正常凹陷（normal sulcus），还是有撕裂。盂唇下方凹陷内如果有充血、软骨的损伤及磨损，应认为是镜下的异常所见。

2.前上方盂唇、SGHL、MGHL、肩胛下肌、LHB 悬带（pulley）、前方关节囊

前面已经叙述过，前上方的关节盂唇有盂唇下裂孔（sublabral foramen）、Buford复合体等变异存在，需要术中注意。对于SGHL、MGHL的走行，需要改变关节镜的方向，进行认真仔细地观察。MGHL的变异特别多见，尤其要注意。在结节间沟入口处，可观察到LHB、SGHL和肩胛下肌腱。从近端镜检观察，判断各肌腱的损伤情况。利用探钩把LHB拉向内侧，评估LHB的稳定性（**图11**）。

3.前下方~下方关节盂唇，IGHL

在习惯性肩关节脱位的病例中，可观察到IGHL与盂唇均从关节盂处撕脱并移位（Bankart损伤）。上肢外展、外旋时，观察IGHL是否像蹦床一样紧张并有张力，或者是否有Hill-Sachs损伤，肱骨头与关节盂是否有啮合（engaging）现象。另外，还要从腋窝及关节盂向肱骨侧方向认真观察IGHL的走行，注意是否有关节囊韧带实质部的撕裂（midsubstance tear），或肱骨侧的撕裂（HAGL 损伤），这些损伤容易被漏掉。

4.后方关节盂唇、IGHL、后关节囊

用手把肱骨头推向前方后，观察这些结构就比较容易。在盂肱关节后方不稳时，可以发现后方盂唇的撕裂，并可观察到IGHL从腋囊后束出现下陷。

图 11 从后方插入关节镜观察结节间沟入口部

用探钩向内侧牵拉肱二头肌长头腱，确定长头腱的稳定性。
HH：肱骨头；LHB：肱二头肌长头腱；SSC：肩胛下肌；SGHL：盂肱上韧带。

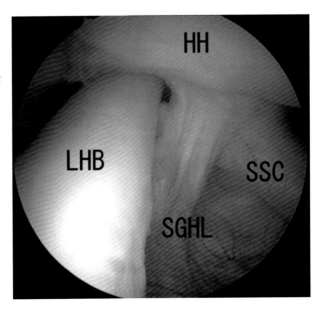

5.上方肩袖的附着部

在怀疑肩袖损伤时，尤其要留意进行观察。不能仅依靠观察，还需要使用探钩进行探查，如果有肩袖表面充血、鸟羽样毛糙、局部隆起，均需要用探钩进行探查，评估探钩的前端是否能够插入。上述情况均为镜下肩袖不全损伤所见，所以需要用刨刀进行清理，并再次评估肩袖撕裂的深度。

6.肩袖后方附着部、肱骨头关节软骨及裸区（bare area）

用手把肱骨头推向前方后，上述结构较容易观察。也可以进一步轻度内旋及外旋肱骨，并进行观察。在滑膜囊反折处与肱骨头关节软骨之间有裸区存在。盂肱关节前方不稳的病例，在肱骨头后方的外上侧，可观察到骨软骨的塌陷，此为Hill-Sachs损伤。损伤较轻微时，容易与肱骨头后方的裸区相混淆。

◆ 前方入路镜检观察

从前方进行观察，可观察到后方入路难以观察到的关节盂前内侧、肱骨头的前方、后方盂唇及后关节囊。以下为需要观察的内容。

1.肩胛下肌腱、肩胛下隐窝（subscapularis recess）、MGHL的附着部

2.肱骨头前方、肩胛下肌腱附着部

把肱骨头推向后方，可观察到反Hill-Sachs损伤等肱骨头前方的病变。

3.前关节盂唇、前关节囊、IGHL、关节盂前内侧

在习惯性肩关节前脱位时观察这些结构尤其重要。可评估前关节囊、IGHL在肱骨头侧的附着部，并可评估Bankart损伤时关节囊韧带-关节盂唇复合体向内侧移位的程度及组织损伤的程度（**图12**）。

4.IGHL（前方~后方）、关节盂的骨性形态

评估关节盂软骨损伤的部位。习惯性肩关节前脱位的病例，常常合并关节盂前方骨软骨的缺损。在关节盂中央有一软骨菲薄区，称为裸点（bare spot）。这些可作为评估关节盂骨软骨缺损的指标。关节僵硬的病例，从后方入路插入探钩，牵拉并评估IGHL的紧张程度及走行方向。

5.后关节盂唇、后关节囊

6.肩袖上方、后方的附着部

在后方入路镜视下，当有探钩及刨刀无法到达的区域时，需要使用前方镜检入路。当肩袖巨大撕裂时，需要观察肩袖在大结节的附着部、肩袖与滑囊，以及区分关节囊韧带的走行时，前方镜检有助于帮助判断肩袖撕裂的程度。

图12 从右肩前方入路观察 IGHL

可观察到IGHL从关节盂撕脱后粘连至关节盂颈部（箭头所指处）。

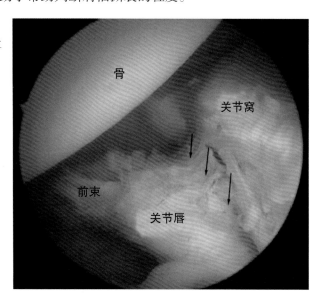

肩峰下滑囊的镜检观察

先从后方入路进行观察，用刨刀清除阻挡视野的前方、外侧的滑囊，然后建立侧方入路。把关节镜转移到侧方入路，用刨刀清除后方、内侧的滑囊，以确保视野清晰。滑囊内的镜视观察与关节腔内观察有所不同，由于缺少可参照的解剖标志，而且进行滑膜切除时容易引起出血，所以进行滑囊内观察的要点是确保方向与视野清晰。侧方入路镜检可观察到撕裂肩袖的前、后方，以及撕裂肩袖的内侧。术中要注意灌流液的灌流压力，灌流液的流出情况，牵引的力量及方向，外展角度及内、外旋的角度等。

◆ 建立后方入路

首先把肩关节镜的外套管向头侧刺入，并滑向肩峰下，从盂肱关节镜检的前方入路的皮切处露出外套管的远端。把透明的塑料空心套管对合至关节镜外套管的远端，退回关节镜外套管并把透明的塑料空心套管插到肩峰下。插入关节镜，如果可以观察到肩峰的下表面与喙肩韧带，可确认关节镜插入了肩峰下滑囊。

◆ 建立侧方入路

从肩峰前角后侧1 cm、外侧3 cm处，约在大结节上方中央部附近，平行于肩峰下表面插入穿刺锥，建立侧方入路。

◆ 后方入路镜检（1～3）与侧方入路镜检（3～5）（**图13**）

1. 肩峰下表面、喙肩韧带

用探钩探查并评估肩峰下表面的形态，以及判断有无骨刺形成。

2. 滑囊的前方、外侧，滑膜皱襞

在滑囊的外侧，三角肌下滑囊区域可观察到滑膜皱襞。增加肩关节外展的角度，滑囊的外侧部分会变得比较容易观察。

3. 肩袖及大结节

在侧方入路评估撕裂的肩袖与大结节各面之间的关系。在怀疑肩袖撕裂时，用探钩进行探查，评估肩袖表面有无孔洞，表面是否凸凹不平，有无曲度的变化，有无漂浮感，以及肩袖表面是否有充血等情况。

图 13 右肩侧方入路观察肩峰下滑囊

该病例为巨大肩袖撕裂。向外后退关节镜可观察到大结节与肩袖的位置关系。要充分切除外侧方的滑膜，避免影响观察视野。

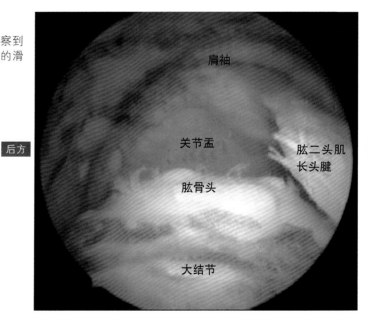

后方　　　前方

肩袖

关节盂

肱骨头

肱二头肌长头腱

大结节

4.滑囊内侧、肩锁关节

滑囊的内侧脂肪组织内存在小血管，容易引起出血，所以术中不要进行过多的、不必要的滑膜组织的切除。虽然可用30°镜从侧方入路观察肩锁关节，但最好使用70°镜对上方进行观察。

5.滑囊后方、冈下肌、小圆肌在大结节的附着部

内旋并后伸肩关节，比较容易观察到上述结构。巨大肩袖撕裂时，后方的肩袖与滑囊粘连在一起，经常变得无法区分。注意观察肩袖在大结节的附着区域，以及肩袖组织的走行，便可区分肩袖与滑囊组织。

●文献

［1］ HUBER W P, PUTZ R V. Periarticular fiber system of the shoulder joint. Arthroscopy, 1997, 13：680-691.

［2］ FRANK G, BERNHARD E, FRANK S. The pattern of the collagen fiber bundles of the capsule of the glenohumeral joint. J Shoulder Elbow Surg, 1994, 3：111-128.

［3］ DETRISAC D A, JOHNSON L L：Glenohumeral capsular ligaments. Arthroscopic shoulder anatomy. Parhologic and surgical implications, New Jersey：Slack Inc, 1986, 37-68.

［4］ ARAI R, SUGAYA H, MOCHIZUKI T, et al. Subscapularis tendon tear：an anatomic and clinical investigation. Arthroscopy, 2008, 24：997-1004.

［5］ ARAI R, MOCHIZUKI T, YAMAGUCHI K, et al. Functional anatomy of the superior glenohumeral and coracohumeral ligaments and the subscapularis tendon in view of stabilization of the long head of the biceps tendon. J Shoulder Elbow Surg, 2010, 19：58-64.

［6］ MINAGAWA H, ITOI E, KONNO N, et al.Humeral attachment of the supraspinatus and infraspinatus tendons：an anatomic study. Arthroscopy, 1998, 14：302-306.

［7］ 二村昭元, 宗田　大, ほか. 冈上肌と冈下肌の上腕骨停止部について：Footprint の計測. 肩関節, 2008, 32：229-232.

［8］ MOCHIZUKI T, SUGAYA H, et al.Humeral insertion of the supraspinatus and infraspinatus. New anatomical findings regarding the footprint of the rotator cuff. J Bone Joint Surg, 2008, 90-A：962-969.

［9］ CLARK J M, HARRYMAN D T：Tendons, ligaments, and capsule of the rotator cuff Gross and microscopic anatomy. J Bone Joint Surg, 1992, 74-A：713-725.

［10］ POULIART N, SOMERS K, et al.Arthroscopic glenohumeral folds and microscopic glenohumeral ligaments：The fasciculus obliquus is the missing link. J Shoulder Elbow Surg, 2008, 17：418-430.

［11］ BERNHARD J, PETER P K, CHRISTIAN G.Anatomy and functional aspects of the rotator interval. J Shoulder Elbow Surg, 2000, 9：336-341.

［12］ 水野直子, 米田　稔, ほか. 上腕二頭筋長頭腱の不安定性を有する症例の腱板疎部病变：肩関節鏡所見と手術成績. 関節鏡, 2008, 33：171-179.

［13］ TURKEL S J, PANIO M W, MARSHALL J L, et al. Stabilizing mechanisms preventing anterior dislocation of glenohumeral joint. J Bone Joint Surg, 1981, 68-A：1208-1217.

［14］ YOO J C, KIM J H, AHN J H, et al. Arthroscopic perspective of the axillary nerve in relation to the glenoid and arm position：a cadaveric study. Arthroscopy, 2007, 23：1271-1277.

［15］ BIGLIANI L U, NORRISON D, et al. The morphology of the acromion and its relationship to rotator cuff tears. Orthop Trans, 1986, 10：228.

［16］ MICHAEL P B, RICHARD J M, SAARA T. Relationship between the lateral acromion angle and rotator cuff disease. J Shoulder Elbow Surg, 1995, 4：454-461.

［17］ KESMEZACAR H, AKGUN I, et al. The coracoacromial ligament：the morphology and relation to rotator cuff pathology. J Shoulder Elbow Surg, 2008, 17：182-188.

［18］ BEALS T C, HARRYMAN D T, et al. Useful boundaries of the subacromial bursa. Arthroscopy, 1998, 14：465-470.

肩关节镜手术

肩峰成形术与肩袖撕裂缝合术

福冈大学筑紫医院骨科教授　柴田阳三

手术指征

◆ 肩峰成形术的指征

在切开直视下进行肩袖缝合时，因肩峰的前缘是肩峰下撞击的病因，所以常常同时进行肩峰成形术。而行关节镜下肩袖缝合（arthroscopic rotator cuff repair，ARCR）时，肩峰成形并不是必须进行的操作。因为在开放手术时，进行肩峰成形，除了解决肩峰撞击的问题外，还有使肩袖撕裂处能得到良好显露的作用。笔者在行ARCR时，仅在肩峰下有突出的骨棘或因撞击出现磨损时，才行肩峰成形术。

◆ 肩袖缝合的指征

肩袖撕裂时临床上一般会出现肩痛及肌力减弱的症状，然而并不是所有的肩袖撕裂病例均出现上述症状。肩袖撕裂确诊后，应首先进行保守治疗，以减轻症状。在保守治疗2~3个月后，仅对症状无缓解的病例进行手术治疗。

◆ 禁忌证

有活动性感染的患者及术后不能严格遵守医嘱进行康复治疗的患者，均无法得到理想的肩袖愈合效果，是肩袖缝合的禁忌。

◆ 保守治疗为第二选择

可口服消炎镇痛药，以及关节腔内注射激素治疗。玻璃酸钠制剂虽然对治疗撕裂的肩袖无效，但与激素的疗效相当[1]。此外，可对尚未断裂部分的肌肉进行肌力强化训练。

术前再确认

◆ 在麻醉下进行徒手检查再确认

原则上进行全身麻醉。笔者为了方便进行术后镇痛管理，在臂丛部位留置连续硬膜外麻醉导管，术后72 h内，用便携式镇痛泵持续导入局麻药。当全麻肌肉松弛后，在体侧下垂位检查双肩外旋的角度，并在第2、第3平面下检查内、外旋，以及外展、前屈的角度。

◆ 体位再确认

笔者通常在沙滩椅位下进行手术（**图1**）。因为在沙滩椅位下，容易与健侧肩关节比较术前及术后即刻的被动活动度。健侧肩关节的活动度，可作为手术时患侧活动度改善的参考。

手术概要

1 入路

2 镜下肩峰减压术

3 肩袖的松解

4 边缘合拢

5 缝合桥（suture bridge）改良法

6 建立缝合桥

首先从后方标准入路对关节腔进行观察。如果存在肩胛下肌腱的部分断裂，可从后方镜检观察，从前方植入锚钉，进行修复。

接下来从侧方入路镜检观察，切断喙肱韧带并清理滑囊的边缘后，进行肩袖的修复。笔者在内排使用的缝合锚钉为Twinfix™，或Fastin RC with Orthocord™，在锚钉的尾部，把缝线打结后再植入锚钉。外排使用的锚钉为TOE(trans-osseous equivalent)锚钉，用改良缝合桥法进行缝合[2]。

图 1 体位

沙滩椅专用床，带有可支撑靠背。优点是可检查双侧肩的可活动度，固定牢固。

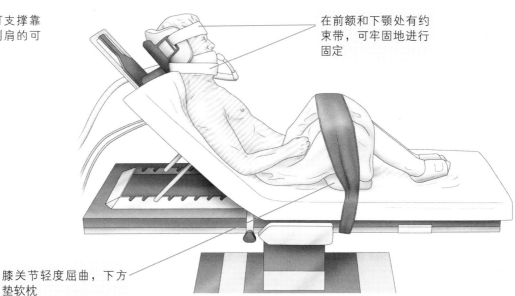

在前额和下颚处有约束带，可牢固地进行固定

膝关节轻度屈曲，下方垫软枕

手术方法

1 入路（图2）

从后方标准入路（A点）对关节腔进行观察，比较适合评估并处理肱二头肌长头腱及肩胛下肌腱。如果肩胛下肌合并有部分撕裂，保持后方镜视观察，在D点处经肩袖间隙，建立工作入路，用1枚缝合锚钉进行缝合（图3）。这个入路也可从下方向上方观察到冈上肌腱和冈下肌腱的撕裂部。从B点入路向下方观察，可观察到冈上肌腱和冈下肌腱的撕裂部，也可以作为喙肱韧带的切断、滑囊清理、肩袖缝合的观察入路。C点可作为使用电凝、刨刀的工作入路。

2 镜下肩峰减压术

笔者原则上最后进行肩峰减压术（图4），如果在缝合肩袖前进行肩峰减压术，会引起深层三角肌的肿胀，反而会导致术野变得狭窄。

图2　入路
首先从A点入路进行关节内的观察，然后从锁骨延长线上的B点入路观察肩峰下滑囊的内部。A、C、D点可作为插入器械的工作入路。E点为植入缝合锚钉的入路。
A点：观察入路或工作入路（使用缝合钩、抓钳）。
B点：观察入路。
C点：工作入路（使用电凝、刨刀）。
D点：工作入路（使用缝合钩、缝合抓钳）。
E点：植入锚钉入路。

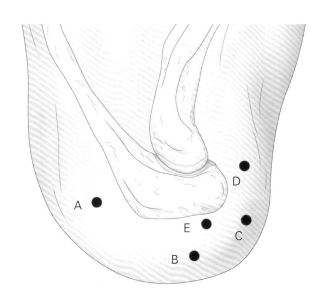

图3 肩胛下肌部分撕裂的修复术（右肩）

a. 肩胛下肌上缘部分撕裂像。
b. 止点处清理后，植入锚钉。
c. 把关节内锚钉的缝线推向后方。
d. 从插入锚钉的前方入路，用缝合钩刺穿肩胛下肌后抓线。
e. 使用缝合抓钳刺穿肩胛下肌，把锚钉的缝线引出关节外。
f. 穿过肩胛下肌的缝线。
g. 缝合完成后，肩胛下肌与小结节紧密贴附。

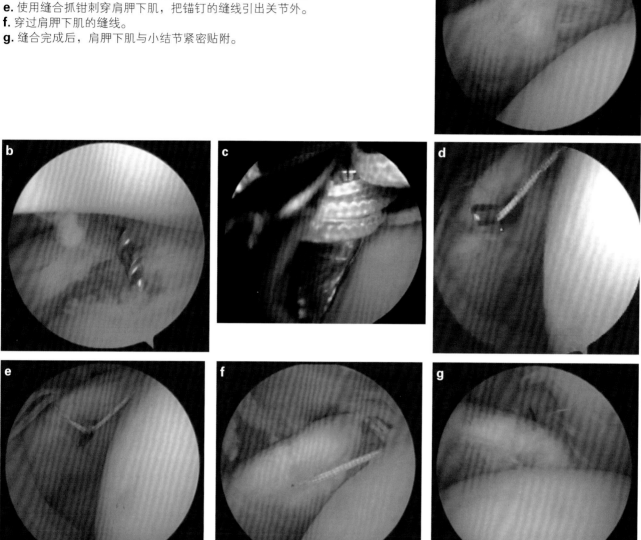

图4 镜下肩峰减压术（右肩）

B点入路（图2）镜检中从C点入路（图2）插入电凝及磨钻头，切除肩峰的下表面。

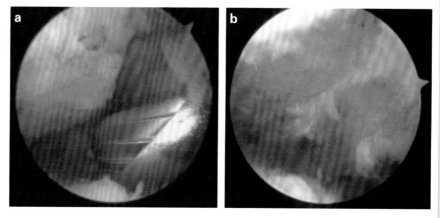

3 肩袖的松解

在喙突侧切断喙肱韧带（**图5**）。必要时可切除周边的滑囊，以及关节盂周围的关节囊。

4 边缘合拢（**图6**）

如果是"V"形撕裂，可行侧侧缝合缩小肩袖撕裂的口径。从肩关节前方的D点入路插入缝合钩（clever hook），使缝线穿过肩袖的前方部分。用60°角的缝

图5 喙肱韧带的切断（右肩）
当肩袖牵出困难时，松解肩袖滑囊侧的同时，在喙突侧切断喙肱韧带。从图2的C点入路插入射频消融刀头，沿喙突的外侧缘，切断喙肱韧带。

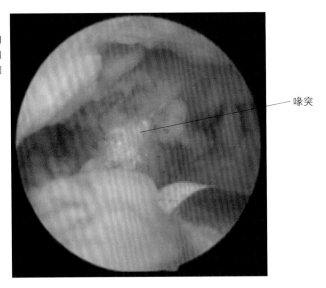

喙突

图6 边缘合拢（margin convergence）（右肩）

a.从图2的B点入路进境观察，用左弯的缝合钩从D点的入路插入，用缝合钩穿过肩袖的上层与下层。
b.从图2的A点入路插入60°角的缝合抓钳，同样穿过肩袖的上层与下层，把缝线从D点入路牵出。
c.缝线穿过撕裂的前方与后方肩袖所见。
d.缝合一针，合拢肩袖的边缘，打结后所见。

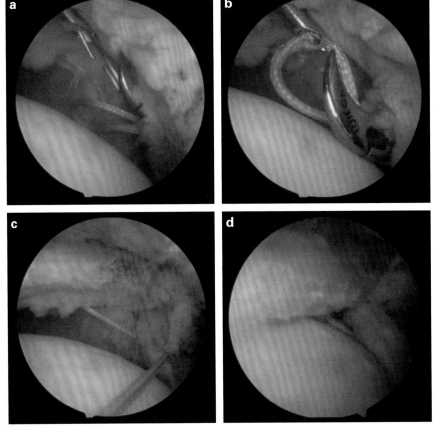

合抓钳把该缝线从后方标准入路牵出关节囊外。从C点入路（**图2**）插入缝线抓钳，一并钳夹前方D点入路与后方A点标准入路的缝线，牵出关节外。如果能把前、后两条线一并钳夹并牵出，就不需要使用空心套管了。

5 缝合桥改良法[3]

  肩袖内排缝线打结后，应力会集中在肩袖的滑囊侧，有导致肩袖切割的风险[4, 5]。笔者为了回避这一风险，不在滑囊侧打结内排的锚钉缝线。在使用锚钉前，把内排的锚钉缝线在锚钉尾部打结，使缝线无法滑动（**图7**）。

> **手术要点、注意点**
>
>   四条缝线一并打结后，线结会变得比较大，锚钉可能无法重新归回原位。

> **手术技巧及注意事项**
>
>   锚钉尾部打结有两点好处：①可以防止因误操作，把缝线从锚钉中抽出。②在进行缝合桥的操作时，可以分别调解每一根缝线的张力。

图7 在内排锚钉的尾部打结操作
a. 把锚钉的尾端从空心鞘管牵出。
b、c. 锚钉穿过线环（b），打一个很小的线结（c）。
d. 把锚钉的尾部重新归回到鞘管中。

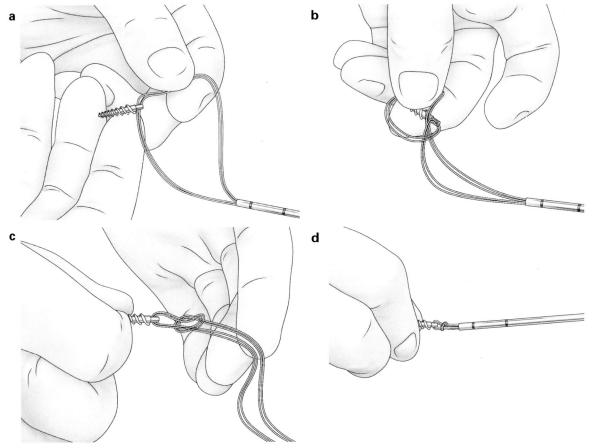

较小的撕裂可在内排植入1枚锚钉，中等程度的撕裂植入2枚锚钉，这样滑囊侧总计可出现8根缝线。当缝线穿过肩袖后，用开口锥在大结节的外侧开孔（**图8**）。

6 建立缝合桥

把缝线按奇数、偶数排列，奇数缝线的尾线穿过外排前方锚钉的钉孔（**图9**），把锚钉拧入外排前方的骨孔，调整好缝线的张力后，锁紧穿过锚钉的缝线（**图10**）。把偶数缝合线的尾线穿过外排后方的锚钉钉孔后，把锚钉拧入外排后方的骨孔，调整缝线的张力，锁紧穿过锚钉的缝线，结束手术（**图11**）。缝合完成后，把肩关节外旋、前屈上举，并在镜下注意观察，确保缝线没有与缝合的肩袖发生切割的倾向。测量肩关节的安全活动范围，有助于指导日后的康复。一般情况下，术后仅行前臂的胸前制动即可，如果肩袖的张力过高，术后需要使用外展支具制动。

图8　缝合桥改良法
a. 从图2的A点进路进镜观察，从E点植入尾端打结的锚钉，作为内排锚钉。
b. 从图2的C点入路插入套管，用缝合钳把缝线穿过肩袖。图示病例从图2的D点切口把缝线引出关节外。
c. 本病例为肩袖中等程度撕裂，内排使用2枚锚钉，共计8根缝线穿过肩袖。
d. 外排计划使用2枚锚钉。尽可能保留大结节外侧壁的软组织，用开口骨锥开孔。
e. 开孔后用射频汽化周边的软组织。
f. 经过前面的处理，开孔部位清晰可见。

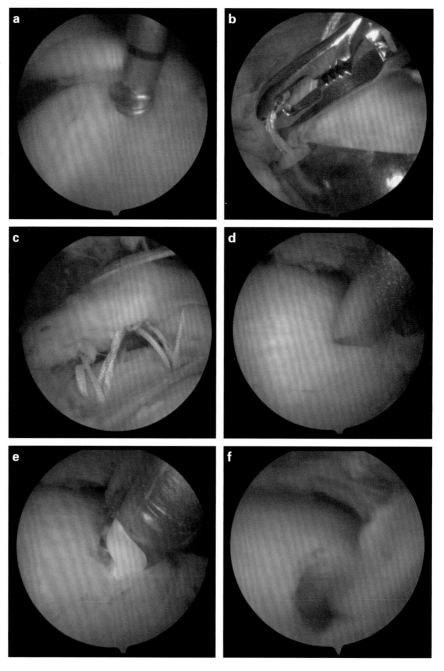

图 9　建立缝合桥

把奇数的2根缝线穿过锚钉（Versalok™）右侧的过线装置中。然后把奇数列的另2根缝线也穿过锚钉左侧的过线装置中。

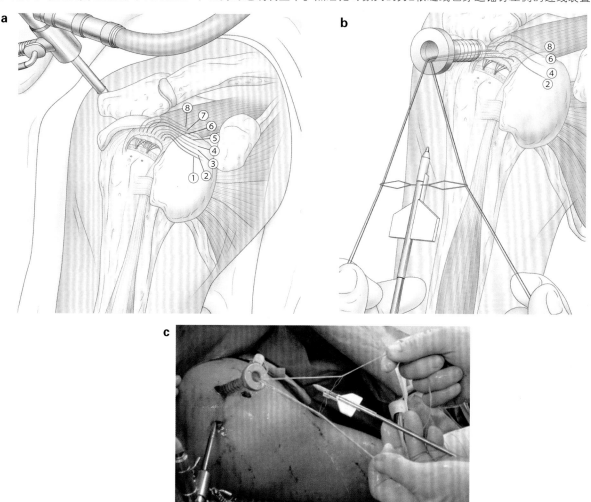

图 10　植入外排锚钉并收紧锁住缝线

a. 把穿过4根缝线的锚钉（Versalok™）植入外排前方的骨孔。

b. 由于在锚钉的尾端预先系有线结，所以4根缝线可以分别收紧，进行张力的调节。

c. 图示为植入外排锚钉（Versalok™）后的影像。

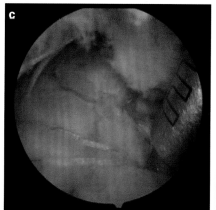

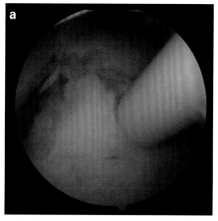

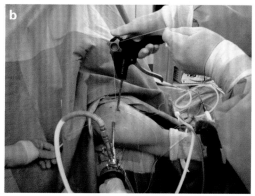

图 11 完成缝合桥的操作

缝合桥建立完成后，缝合好的肩袖需与足印区紧密接触。
a. 肩袖滑囊侧的缝线。
b. 奇数列的缝线穿过外排前方的锚钉后植入，偶数列的缝线穿过外排后方的锚钉后植入。

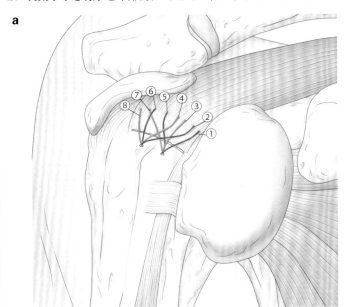
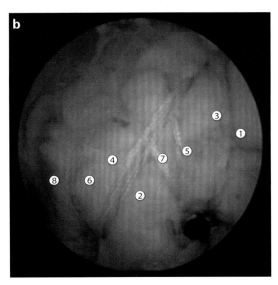

康复治疗

　　术后 3~4 d 开始康复锻炼，在康复治疗师的指导下，仰卧位下进行被动活动锻炼。据报道，肩袖缝合后，第 6 周时患侧抗断裂强度为健侧的 20%，第 12 周时为健侧的 30%，所以主动前屈上举锻炼应从第 6 周开始[6]。

● 文献

[1] SHIBATA Y, MIDORIKAWA K, et al. Clinical evaluation of sodium hyaluronate for the treatment of patients with rotator cuff tear. JSES, 2001, 10：209-216.

[2] MAXWELL C P, NEAL S E, et al. Part I：Footprint contact characteristics for a transosseous-equivalent rotator cuff repair technique compared with a double-row repair technique. Journal of Shoulder and Elbow Surgery, 2007, 16：461-468.

[3] 柴田陽三, ほか. 肩腱板断裂修復術. 直視下手術, 鏡視下手術の single row 法, suture bridge 法の比較検討. JOSKAS, 2010, 35：309-313.

[4] SANO H：Stress distribution in the supraspinatus tendon after the tendon repair：Suture anchors versus transosseous suture fixation. AJSM, 2007, 35：542-546.

[5] KAMAKADO K, KATSUO S, MIZUNO K, et al. Medial-row failure after arthroscopic double-row rotator cuff repair. Arthroscopy, 2010, 26：430-435.

[6] St PIERRE P, et al. Tendon-healing to cortical bone compared with healing to a cancellous trough. A biomechanical and histological evaluation in goats. J Bone Joint Surg, 1995, 77-A：1858-1866.

肩关节镜手术
投手肩关节功能障碍的手术治疗

手术适应证

投手的肩关节功能障碍是由投球过度、不良的投球方式及不良的制控方式（肩关节及全身）引起，长期反复地过度应力最终导致肩部疾病的发生[1]。多数病例的发病过程从轻度不适或轻度疼痛开始，然后疼痛逐渐增强；或者从轻度疼痛发生后的第二日起，疼痛即开始加重并恶化。偶尔在全力投出一球后症状急性发作，出现死肩（dead arm）。急性发病时，并不是所有的问题都由瞬间的投球所导致，而是各种原因导致的损伤累积至极限，最后一投只是压倒骆驼的最后一根稻草而已。

针对上述投手肩关节功能障碍的治疗，原则上首先进行保守治疗。减少过度投球（根据选手的体能及制控能力进行调整），纠正不良投球方式（要考虑各阶段所处的位置及运动的连续性），改善制控方式（肩关节及全身），探究所有可能导致发病的不良运动因素，彻底地进行保守治疗。

◆ 于术指征一

进行至少3个月以上的保守治疗而症状无改善，查体及影像检查肩关节可发现器质性病变。在该部位进行封闭试验（**图1**），如果疼痛可缓解，就具有手术指征。对于结构破损严重的部分病例，需要早期进行手术治疗。这样的病例在术后康复时要注意对投球的制控及投球的方式进行纠正。

棒球选手按水平高低可分为职业选手、企业选手、学生选手、业余选手，学生选手有现役在读选手也有毕业后继续从事棒球运动的选手；按位置可分为投手、接手、游击手等；按赛季可分季前选手、季中选手、季后选手等。以上均为决定手术与否需要考虑的因素。

◆ 手术指征二

投球手肩关节功能障碍需要进行镜下手术的病损为上方盂唇（SLAP）损伤、关节囊侧肩袖部分撕裂、痛性Bennett骨棘、肩袖间隙损伤、后关节囊挛缩。

诊断肩关节病损的疼痛诱发试验的特异性较低，需要引起注意。Neer试验、Hawkins试验、Elman试验等撞击征诱发试验不仅在肩峰撞击综合征中为阳

25

性，在SLAP损伤、关节囊侧肩袖部分撕裂、盂肱关节内病变、肩袖间隙损伤及腋神经损害（四边孔综合征等）中也可以呈现阳性。O'Brien试验为SLAP损伤时的疼痛诱发试验，在肩峰撞击综合征、关节囊侧肩袖部分撕裂、四边孔综合征时也可以呈现为阳性。

影像学所见：普通X线除Bennett骨棘外，可无其他任何阳性所见。在同样的病例中，MRI可以发现SLAP损伤、肩袖间隙水肿、肩峰下滑囊肿胀、LHB水肿、肩袖关节侧的部分撕裂及后方关节盂唇损伤等，且常常可发现多种损伤同时存在（**图2**）。然而，MRI下的阳性所见并不都会表现出临床症状，即使出现了临床症状，经过适当的保守治疗，多数情况下，患者的症状可消失。O'Brien试验阳性，MRI可见SLAP损伤，停止投球1个月后，如疼痛不消失，就决定做关节镜

图 1　透视下封闭试验

术前在透视下封闭确认责任病灶。

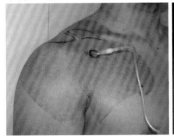
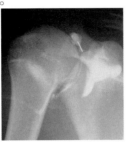
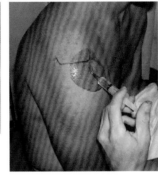
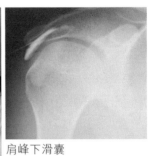

盂肱关节内　　　　　　　　　　　　　　　　　　肩峰下滑囊

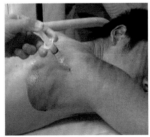

Bennett骨棘部，四边孔

图 2　投手肩关节功能障碍者的 MRI

冈上肌腱损伤（1）肩峰下滑囊炎（2）SLAP 损伤（3）前方及后方关节盂唇损伤（4）大结节后方骨囊肿（5）等多种病变并存，可首先采取保守治疗。

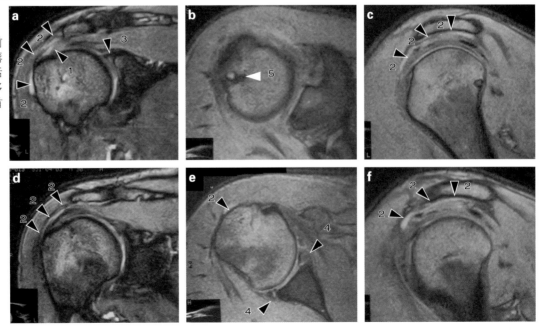

手术是草率的。

　　考虑是否具备关节镜的手术指征时，要在盂肱关节内、肩峰下滑囊中或Bennett骨棘等部位进行利多卡因封闭试验，至少有一个部位的疼痛得以缓解，方可认为具有手术指征。如果上述部位利多卡因封闭试验无效，要考虑是否有腋神经的损伤[2]，也要考虑肩胛上神经损伤的可能性，此时可进行四边孔或肩胛上切迹封闭进行鉴别。

临床表现及诊断

◆ SLAP损伤

　　投球时，从扬臂末期到加速期再到出球瞬间，从肩关节的后方至上方如果出现疼痛，MRI或MRI造影（MRA）可能会发现SLAP损伤（**图3**）。O'Brien试验、三森试验、挤压旋转试验（compression rotation test）、复位试验（relocation test）阳性，盂肱关节内利多卡因封闭后疼痛消失，SLAP损伤[3]的可能性较高。

图3 SLAP损伤的MRI及MRA

MRA可发现更靠上方的上方盂唇的撕裂。

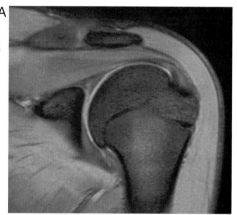
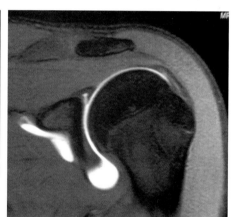

MRI T2增强像　　　　　　　　　　MRA T1 脂肪抑制像

图4 SLAP损伤镜下分型[4]

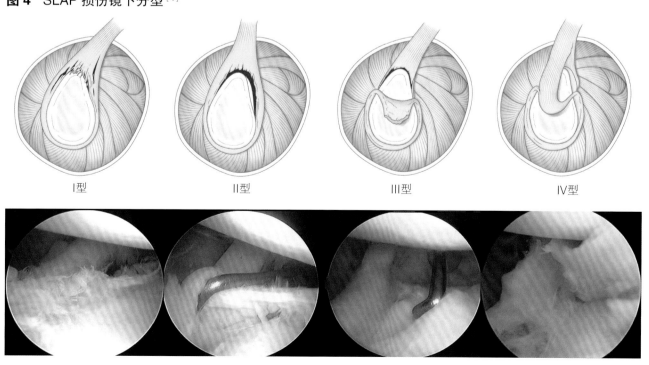

Ⅰ型　　　　　　Ⅱ型　　　　　　Ⅲ型　　　　　　Ⅳ型

图 5　SLAP 损伤与动态回剥征的相关性
SLAP损伤与否及分型与动态回剥征不相关。

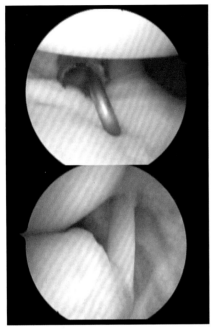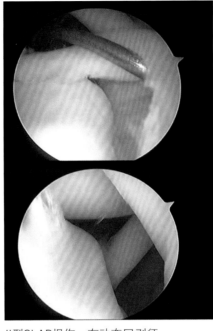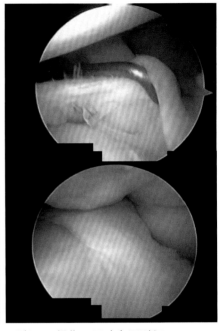

无SLAP损伤，有动态回剥征　　　　Ⅱ型SLAP损伤，有动态回剥征　　　　Ⅱ型SLAP损伤，无动态回剥征

　　镜下观察可确定SLAP损伤的类型（Snyder分型）（**图4**）。然后需要进一步确定盂唇游离度的大小、损伤的程度、撕脱的范围及深度、介于盂肱关节的何处、MGHL及SGHL的起始部有无损伤，探钩探查LHB在止点处有无不稳（确认是否有上方的漂浮及向盂肱关节面侧的脱位），经综合判断后决定行LHB清理术或固定术[5]。笔者认为，伯克哈特（Burkhart）等[6]倡导的动态回剥征（peel back sign）与SLAP损伤无直接因果关系，而与上方盂唇的可动性变异有关，是否有动态回剥征与术式的选择无关[7]（**图5**）。

　　上方盂唇的可动性与运动有关，杉本[8]在肩关节外展时用超声波评估LHB的可动性，在以盂上结节部为基点的冠状面水平发现上方盂唇有较大的活动度。从投球的加速期到出球时的零度位附近（肩关节由外旋变为内旋），在零度位时笔者用3D–CT分析内、外旋的活动范围，发现为70°，较从前认知的活动范围要大[9]。

　　　　　　　　　　⬤　**手术技巧及注意事项**　⬤⬤⬤⬤⬤⬤⬤⬤⬤⬤⬤⬤⬤

　　　　在 0° 位时，LHB 靠近止点的部位与结节间沟的入口处相当接近，LHB 靠近止点的部位短时间内由后方转变至前方，方向会发生很大的改变。所以与同样为盂唇损伤的 Bankart 损伤不同，在 Bankart 损伤时盂唇附着部的稳定性更重要。在投手肩关节 SLAP 损伤时，还需要同时顾及对上方盂唇的动态可动性的保留。

　　教科书上Ⅰ型SLAP损伤行清理术，Ⅱ型SLAP损伤行关节盂唇修复术，Ⅲ型SLAP损伤行桶柄部切除术，Ⅳ型SLAP损伤修复LHB与盂唇，然而临床上无法明确进行分型的情况并不少见。因为上方盂唇的形态从无游离缘到巨大半月板状，变异较大（**图6**）。附着的状态有坚固的，也有松弛的，前上方盂唇有时还存在盂唇下孔（sublabral hole）的变异。例如，原本游离度较大的盂唇在游离缘处产生纤维变性（Ⅰ型），原本游离度较小的盂唇发生了游离缘的剥离（Ⅱ型），这

图6 上方关节盂唇游离缘的变异

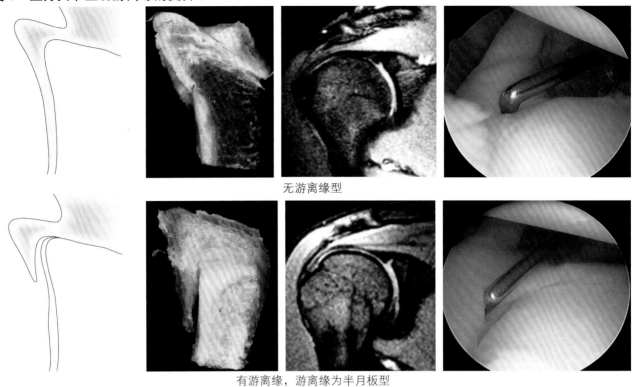

无游离缘型

有游离缘，游离缘为半月板型

（岩堀裕介，加藤 真，大須賀友晃，等．特集スポーツ別にみた障害・外傷への対応と预防，野球とスポーツ障害・外傷．治療,2006,88：1678-1692.）

图7 鉴别 SLAP 损伤分型的注意事项[5]

原来就具有较大的游离缘发生变性撕裂（Ⅰ型SLAP损伤）时需与Ⅱ型SLAP损伤相鉴别。如果盂唇撕裂的深度超过5 mm，盂唇向上方浮动的程度较大，盂唇撕脱向下超越关节面时可诊断为Ⅱ型损伤。

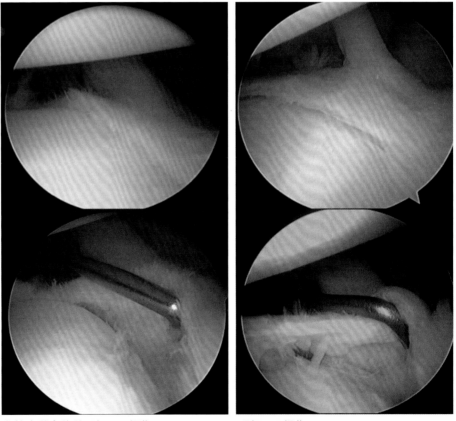

有较大游离缘的Ⅰ型SLAP损伤   Ⅱ型SLAP损伤

图8 肩袖关节囊侧部分撕裂的 MRI 像
箭头：关节囊侧肩袖部分撕裂。
三角：大结节深部囊性病变。

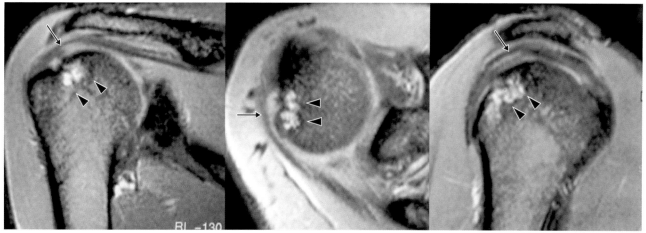

MRI T2增强像

时就很难判断是几型损伤（**图7**）。笔者的判断方法是在12点附近，盂唇的撕脱深度距关节盂的关节面处达5 mm，撕脱的范围达15 mm时，诊断为Ⅱ型损伤。在前上方1点附近时，由于该处为SGHL与MGHL的起始部，该处的撕脱需要尽可能进行修复。另外，在后上方的关节盂唇，由于盂唇本身发育较小，而活动度却较大，多数情况仅行清理术即可。

Ⅰ型损伤进行盂唇清理术时，在负压下清理到盂肱关节面处盂唇的游离缘消失即可。

Ⅱ型损伤可利用前上方或后上方入路，也可两者并用，使用缝合锚钉进行SLAP的修复。

Ⅲ型损伤可进行桶柄的切除，残存的关节盂唇如果撕脱较深时，依照Ⅱ型损伤的方法进行修复。

Ⅳ型损伤需修复LHB腱性部的实质性损伤，盂唇的撕脱可依照Ⅱ型损伤的方法进行修复。

◆ 肩袖关节囊侧的部分撕裂

投球时从扬臂末期到加速期及出球瞬间，肩关节的后方至上方出现疼痛，MRI或MRA发现肩袖关节囊侧部分撕裂（**图8**），复位试验阳性，盂肱关节内利多卡因封闭后疼痛消失，要考虑肩袖关节囊侧的部分撕裂。

镜下观察，确认肩袖撕裂的深度及范围。如果有LHB脱位，要观察前方有无脱位导致的相关病损。如果肩袖撕裂的深度小于5 mm，宽度小于15 mm，可进行清理术。如果损伤的深度和宽度超过上述标准，同时合并有LHB脱位的可能性时，需要考虑进行肩袖的修复。如果进行了肩袖的修复，需要康复6~9个月，才可以重新开始投球运动。

肩袖部分撕裂的修复方法有经肩袖修复术（PASTA法）[10]和把部分撕裂变为全层撕裂后进行修复的方法。不管使用哪种方法进行修复，如果不进行肩峰下减压术，建议用缝合桥技术修复肩袖，避免出现缝线结撞击（knot impingement）。笔者以前使用PASTA法进行肩袖的修复，现在因为如下的理由，采用把部分撕裂变为全层撕裂进行修复。

（1）因视野受限及手术技巧的问题，缝合锚钉的插入点紧靠软骨的外缘，术后有诱发内撞击（internal impingement）的风险。

图9 PASTA 法要注意
的问题

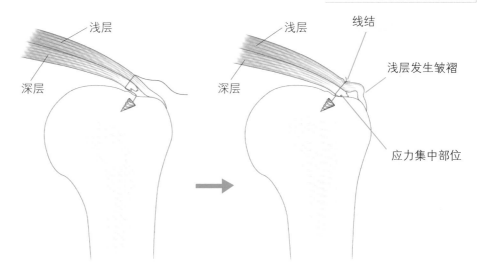

浅层

深层

线结

浅层

深层

浅层发生皱褶

应力集中部位

图10 肩峰撞击综合征（箭头）影像所见

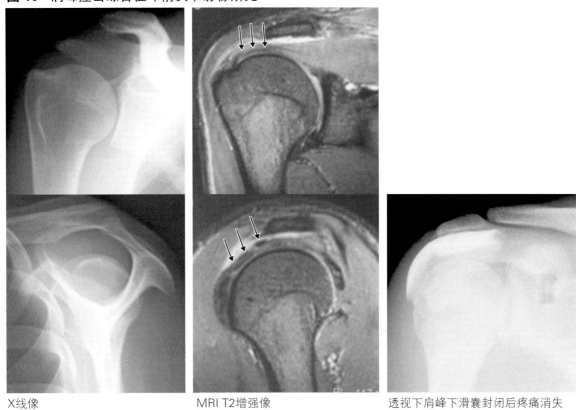

X线像

MRI T2增强像

透视下肩峰下滑囊封闭后疼痛消失

（岩堀裕介，加藤　真，大須賀友晃，佐藤啓二．特集スポーツ障害による痛み．投球障害とその治療・予防．痛みと臨床，2007，7；364-383．）
（岩堀裕介．投球障害肩．アトラス骨・関節画像診断 関節 1 上肢；Chapter1 肩関節．東京；中外医学社，2010，26-32．）

（2）插入缝合锚钉时对肩袖造成新的损伤。

（3）深层肌腱因变性而断裂，把断裂的深层肌腱牵至足印区时，浅层与深层肌腱会因张力不匹配，导致浅层肌腱出现皱褶（**图9**）。

◆ 肩峰撞击综合征

肩峰撞击综合征患者在投球扬臂及出球时，肩外侧伴有疼痛，MRI可见肩峰下滑囊肿胀，肩峰外缘向下方突出，并可见肩袖滑囊侧部分撕裂（**图10**），各种撞击征试验检查为阳性，肩峰下滑囊内利多卡因封闭后疼痛消失。①除了关节内病变可出现撞击征阳性外，其他部位病变时也可出现撞击征阳性。②肩关节后关节囊过紧、肩胸节律功能低下，可导致继发性撞击征的出现。

鉴别①为何种情况导致的撞击时，只需在肩峰下滑囊内进行利多卡因封闭试验即可。

对于②中出现的继发性撞击[11]，要充分评估后关节囊的紧张度及肩胸节律功能[12]，如果发现存在异常，首先要进行充分的康复锻炼，撞击征仍无改善时，方考虑进行手术治疗。

镜下切除肩峰下增生肥厚的滑囊，清理滑囊侧部分撕裂的肩袖组织断端，切断肩峰前方至外侧的喙肩韧带。通常仅进行软组织的减压术，不行肩峰成形术或仅追加简单少量的肩峰成形术。通常对肩袖滑囊侧的部分撕裂仅行清理术即可，肩袖滑囊侧需要进行修复的较深的不全撕裂，仅出现在年龄超过25岁的选手中，而且不多见。后关节囊张力明显较高的情况下，为了去除引起继发撞击的病因，需要进行后关节囊的松解。

以往术者仅依据术前的撞击征阳性就进行肩峰下减压，肩峰下减压术有滥用的倾向，其导致出现较多的术后疗效不佳的病例，所以部分学者对投手肩关节功能障碍的肩峰下减压术持否定意见。然而，对于年龄超过20岁，长期从事棒球运动，肩峰的形态容易发生撞击的病例，笔者还是坚持行肩峰下减压术。喙肩韧带较发达的病例，容易突出于肩峰前外侧的病例及肩峰向外侧倾斜较大的病例均容易引起肩峰的撞击。如果是继发性撞击，进行彻底的保守治疗后，仍无效者方考虑手术治疗，这一点是没有争议的。

◈ 肩袖间隙损伤

肩袖间隙损伤与前上方关节盂唇损伤、SGHL损伤、MGHL损伤、LHB悬带损伤、肩胛下肌腱部分断裂、喙突下方撞击等各种疾病有关（**图11**），隐匿性前方不稳（occult anterior instability）是产生内撞击的主要原因[13, 14]。

构成肩袖间隙的组织较脆弱，机械应力容易对该部位造成不良影响，产生炎症或损伤。该处的关节囊分布有丰富的神经末梢，所以也是容易产生疼痛的部位。

图11 肩袖间隙损伤的各种影像

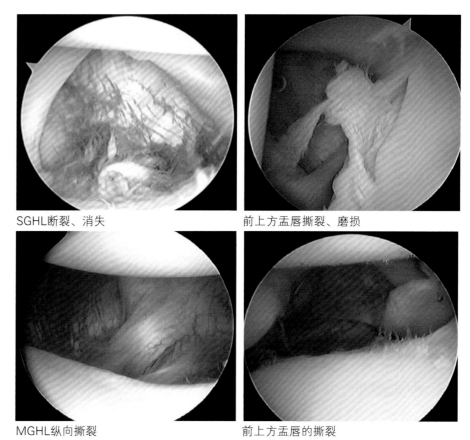

SGHL断裂、消失　　　　　　前上方盂唇撕裂、磨损

MGHL纵向撕裂　　　　　　前上方盂唇的撕裂

（岩堀裕介.補強措置としての腱板疎部縫合；私のアプローチ.鏡視下Bankart修復術に腱板疎部縫縮は原則的に不要である.実践反復性肩関節脱臼鏡視下バンカート法のABC.東京；金原出版，2010，131-139.）

因解剖结构复杂，也需要与各种正常的变异进行鉴别。该部位紧张度的微妙变化，会导致不稳或挛缩的发生，无论诊断或者治疗都需要慎重判断。

　　MRI像一般可见肩袖间隙表现为T2高信号，或者不明确的不规则像（**图12**），有时会发现前上方盂唇的损伤及SGHL的断裂（**图13**）。关于前上方盂唇的损伤需要与前上方盂唇正常变异的盂唇下孔相鉴别。根据撕脱侧软骨的状态、周边的关节囊，以及SGHL、MGHL的状态进行综合判断。需要注意，SGHL有发育不良及缺损，MGHL有膜状及索状等正常变异。LHB与肩胛下肌腱之间并没有明确的距离标准，可根据肩袖间隙处关节囊是否有粗糙化、滑膜炎、血管增生等情况，以及麻醉下检查（EUA）是否有不稳，帮助判断肩袖间隙是否有增宽。

图 12　肩袖间隙损伤的 MRI T2 增强像
多数情况下呈现肩袖间隙处的高信号与模糊不清的不规整影像（箭头）。

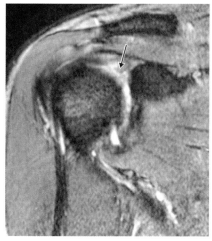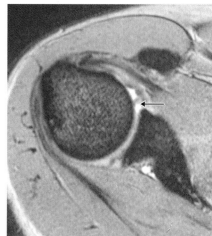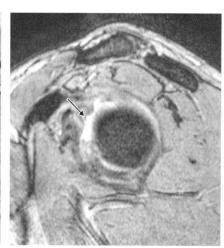

图 13　肩袖间隙损伤的 MRI 及 MRA 所见
a. 前上方关节盂唇损伤（箭头）。
b. SGHL断裂。

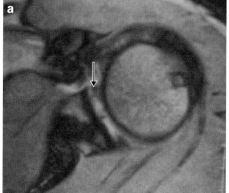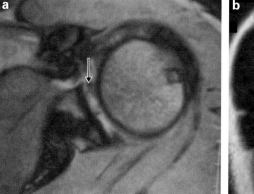

MRI T2增强像　　　MRI T2增强像

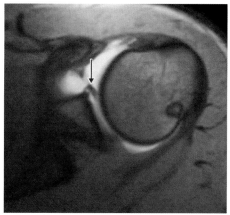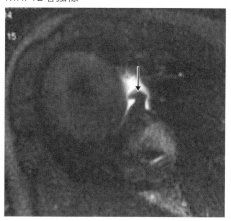

MRA T1增强脂肪抑制像　　MRI T2增强脂肪抑制像

对肩袖间隙损伤进行镜下修复时，一般修复前上方的盂唇[15]并紧缩缝合肩袖间隙[16]，但由于肩袖间隙紧缩术是把肩袖间隙缝合成一块组织，为非解剖性修复，可能会导致肩关节的外旋功能受限，所以进行紧缩缝合操作时，要注意根据肩的体位并适当调整肩袖间隙的张力。根据不同的病变，采取不同的处理方式是较理想的治疗方法，最近有人在尝试分别选择性地修复SGHL、MGHL或LHB悬带的损伤[17, 18]。

◆ 痛性Bennett骨棘

痛性Bennett骨棘的临床表现：投球从扬臂晚期到加速期，以及出球瞬间肩的后方出现疼痛；单纯X线像或上臂上举位X线像可在关节盂后缘发现Bennett骨棘[19, 20]；MRI像可在骨棘的周围发现关节内外软组织不规整及炎性影像表现（**图14**）；复位试验阳性；在Bennett骨棘处封闭后，投球时疼痛消失。当骨棘变得较大或骨棘的基底部发生骨折出现假关节时，是较好的手术适应证。有时会合并有后关节囊的挛缩或后方的不稳，此时需要在全麻下评估关节的稳定性，根据评估结果决定对关节囊的处理方法[21]。笔者手术的病例中只发现过合并后关节囊挛缩的情况存在。

镜下观察可发现后关节囊硬化，关节囊表面纤丝化（fibrillation），用探钩可探知关节囊外增生的骨棘。

手术时要把后关节囊从后方盂唇处切开，显露增生的骨棘并切除。如合并有后关节囊挛缩，开放后关节囊，不进行修复。如合并有后方的不稳，可用锚钉进行缝合修复。

◆ 后关节囊挛缩

后关节囊挛缩除自身的特异性临床表现外，主要是诱发其他病变。如外侧的肱三头肌长头腱[22]、小圆肌与冈下肌融合成一体化的瘢痕组织[17, 23-25]。全麻下与健侧对比，评估肩关节外展位内旋、前屈位内旋、肩关节外展（CAT）、水平

图14 Bennett 骨棘的影像学所见

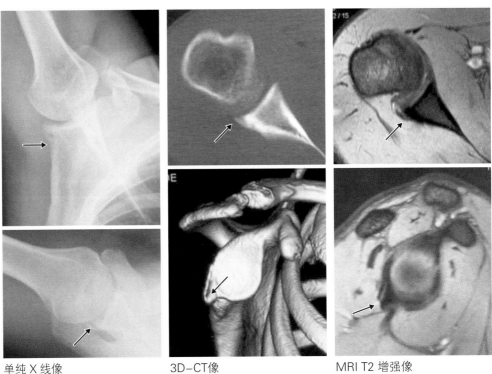

单纯 X 线像　　　　3D-CT像　　　　MRI T2 增强像

位内收（HF）的活动度，如果活动度减小超过20°以上，关节镜下探钩探查发现有后关节囊硬化表现时，就有后关节囊松解的手术指征。

术中需在关节盂唇的外缘从6：30～10：00点（右肩）范围内进行后关节囊的松解，直到暴露出下方的小圆肌和冈下肌的肌腹为止[17, 23-25]。

术前再确认

◆ 手术时期的再确认

如果投手无法全力投球，一时也无法成功向游击手转变，无论是赛季中还是赛季后，均需要考虑进行手术。若成为游击手后无法全力完成投球，但击球和捕球能无障碍地完成，可等赛季结束后进行手术。高中1年级及大学1～2年级的学生棒球队因还有充足的在校时间，决定进行手术的时间也较充裕；而针对高年级学生就要充分考虑手术时期与归队比赛时间的问题，还要考虑对毕业的影响等问题，可充分利用暑假和寒假进行手术。对毕业后将继续从事棒球运动的学生，还是建议暂停一段时间的棒球运动，优先考虑进行手术治疗。因修复术后到恢复比赛所需要的康复时间过长，也可以仅行清理术，有助于早日恢复比赛。

◆ 确认诱发疼痛的责任病灶

为了确认引起疼痛的责任病灶，可用局麻药对疼痛部位进行封闭试验，封闭后检查投球是否还出现疼痛。封闭部位可以选择盂肱关节、肩峰下滑囊、Bennett骨棘、四边孔、肩胛上切迹等，根据疼痛的部位、投球时出现疼痛的时期、查体结果、影像学所见等，按疼痛可疑度由高到低的顺序依次进行封闭试验，确认在封闭后进行投球时疼痛是否减轻或消失。如果有条件，封闭试验最好在透视下进行（**图1**）以提高封闭的准确性。尤其是在Bennett骨棘及四边孔处封闭时，需要确认是否有造影剂流入关节内。封闭一处疼痛不消失，继续封闭第二处，有时在封闭三处后疼痛方能消失。

◆ 全麻后检查确认关节的活动度及稳定性

全麻后肌肉松弛，排除了肌肉对关节的保护性因素，可以正确把握关节的僵硬或不稳程度。一般在仰卧位下对比检查两侧肩关节的活动度及稳定性。

检查活动度时要固定肩胛骨，检查肩关节外展90°时的内旋、外旋（外展内旋、外展外旋），90°屈曲位的内旋，肩关节外展（CAT），水平内收（HF）。进行稳定性检查时，要检查内旋位、0°位、外旋位下的凹陷征（sulcus sign），45°及90°外展位下的抽屉试验（laod and shift test），过度外展（hyper-abduction）试验，外展下方应力试验（abduction inferior stress test），前方恐惧试验（anterior apprehension test），后方反射试验（posterior jerk test）（**图15**）。

在侧卧位下进行手术时，需要侧卧位下再次检查肩关节的稳定性。虽然无法与健侧进行对比，但侧卧位下不稳的检出率更高。

◆ 麻醉

手术一般采用全麻。全麻与斜角肌间的神经阻滞联合应用有助于维持术中的低血压与术后的镇痛。

◆ 体位

患者可取侧卧位或沙滩椅位。采用侧卧位时上臂需外展20°～30°向下方牵

图 15　全麻下肩关节活动度的测量[24]

如果有后关节囊挛缩，投球侧与非投球侧相比活动度会有明显的减小。

a. 90° 外展、外旋。
b. 90° 外展、内旋。
c. 90° 屈曲、内旋。
d. 水平内收。

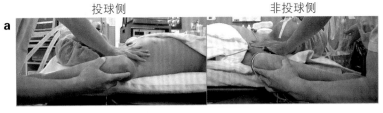

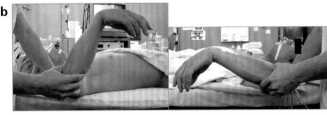

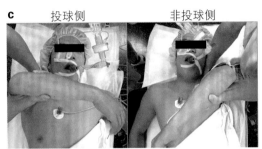
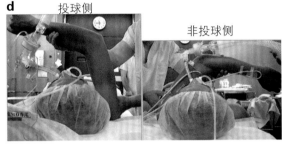

图 16　观察盂肱关节的关节镜入路（右肩，侧卧位）

①前方入路。
②前上方入路。
③后上外侧入路。
④后方入路。

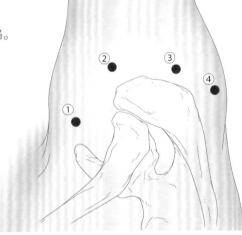

图 17　肩峰下间隙的镜检入路

①前外侧入路。
②外侧入路。
③后外侧入路。
④锚钉入路（辅助侧方入路）。

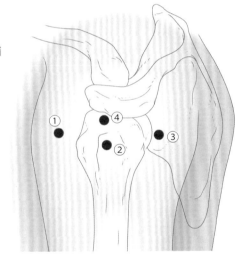

引（2 ~ 3 kg），及向侧方牵引（3 ~ 4 kg）。采用沙滩椅位时，可使用T-max® 或 Spider® 等体位维持器具，使体位维持更便利。当术中需要动态进行肩关节活动度的评估时，使用沙滩移位更方便。

◆ **手术器械**

关节镜（直径4 mm，30° 斜视镜），电动滑膜刨刀，射频消融系统，镜下用磨钻，带线锚钉（PANALOCK anchor®，BIORAPTOR anchor®），各种过线辅助缝合器械。

◆ **投手肩的镜下手术入路**

进入盂肱关节的入路，后方入路和前方入路为基本入路，根据情况可追加前上方入路、后上外侧入路（Wilmington入路）（**图16**）。进入肩峰下的入路，前

手术概要

◆ SLAP损伤

1 建立后方及前方入路

镜下观察盂肱关节（后方入路建立后，无水状态下观察关节盂与肱骨头之间有无脱入的上方关节盂唇）

2 清理上方关节盂唇游离缘变性撕裂部、桶柄撕裂部

【I型损伤仅行清理术即可】

3 建立前上方及后上外侧入路

4 清理关节盂上缘

5 在关节盂的上缘植入锚钉，过线并缝合上方关节盂唇

◆ 肩袖关节囊侧部分撕裂（经肩袖修复术）

1 建立后方及前方入路，镜下观察盂肱关节

2 肩袖关节囊侧撕裂部的处理

【如仅行清理术可到此结束】

3 在肩袖关节囊侧撕裂处留置标记线

4 建立后外侧及前外侧入路

5 切除肩峰下滑囊，镜下观察肩峰下间隙

6 清理大结节足印区

【关节镜返回盂肱关节】

7 经肩袖植入锚钉

8 经肩袖过线

9 镜视下在肩峰下间隙进行缝合及缝合桥固定

10 盂肱关节内镜下观察肩袖修复后的状态，关闭切口

◆ 肩袖关节囊侧的部分撕裂（变为全层撕裂后进行修复）

1～4 同经肩袖修复法

5 建立外侧入路，切断肩袖的浅层，把肩袖部分撕裂变为全层撕裂

6 建立辅助外侧入路，植入锚钉

7 经肩袖过线

8 缝合肩袖及固定缝合桥

9 盂肱关节内镜下确认肩袖修复后的状态，关闭切口

◆ 肩峰下撞击综合征

1 建立后方及前方入路，镜下观察盂肱关节

2 建立后外侧及前外侧入路，镜下观察肩峰下间隙及清理肩峰下滑囊

3 切离喙肩韧带与切除肩峰下表面骨膜

4 肩袖滑囊侧部分撕裂的清理，闭合切口

◆ 肩袖间隙损伤

1 建立后方及前方入路，镜下观察盂肱关节

2 用锚钉修复前上方盂唇的撕裂

3 紧缩缝合肩袖间隙的扩张开大部

4 最大外旋位下检查肩袖间隙有无过紧

◆ 痛性Bennett骨棘

1 建立后方及前方手术入路，镜下观察盂肱关节

2 松解后关节囊

3 显露骨棘并切除

◆ 后关节囊挛缩

1 建立后方及前方入路，镜下观察盂肱关节

2 松解后关节囊，关闭切口

手术方法

SLAP 损伤（图 18 ~ 21）

1 建立后方及前方入路

镜下观察盂肱关节（后方入路建立后，无水状态下观察关节盂与肱骨头之间有无脱入的上方关节盂唇）

难点

外侧入路和后外侧入路为基本入路，根据情况可追加外侧入路或锚钉入路（辅助外侧入路）（**图17**）。

同前所述，在肩峰后外侧缘2 ~ 3 cm处建立后入路，在喙突外侧1 cm处建立前方入路。

为了不漏诊关节内的病变，镜检观察时每个部位都不要遗漏。肩关节外展40°左右时，上方的关节间隙最大，也最容易评估及处理SLAP损伤[5]。从前方及后方镜检评估上方关节盂唇撕脱的范围、深度，游离缘的大小、损伤的程度，SGHL或MGHL有无损伤、松弛、附着处撕脱等情况，并进行SLAP损伤的分类。

从后方插入关节镜时，先不要注入灌洗液，在干燥的关节腔内进行观察，确认

图 18　I 型 SLAP 损伤的镜下清理术

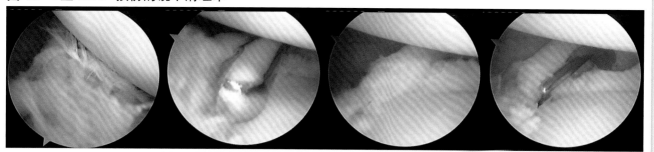

后方入路观察，前方入路刨削处理　　　　　　　　　　　探钩探查，确认轻度上浮

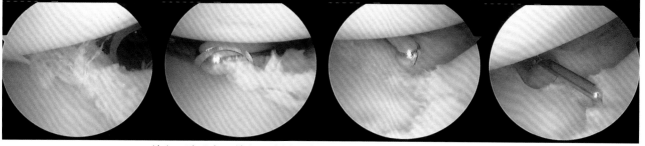

前方入路观察，前方入路刨削处理　　　　　　　　　　　探钩探查，确认轻度上浮

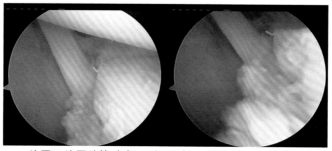

外展及外展外旋动态回剥征阳性，I型损伤，无须修复

图 19 Ⅱ型 SLAP 损伤镜下所见，游离缘清创

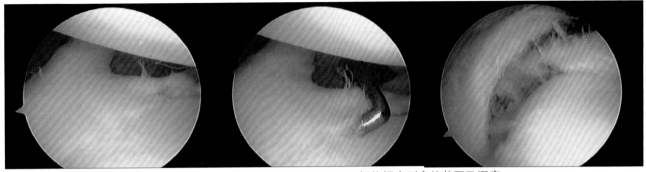

游离缘的纤维化   探钩探查剥离的范围及深度

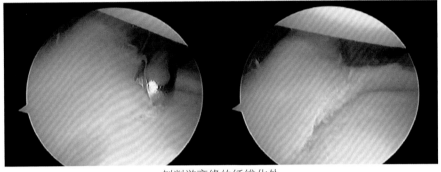

刨削游离缘的纤维化处

图 20 Ⅱ型 SLAP 损伤的镜下修复术

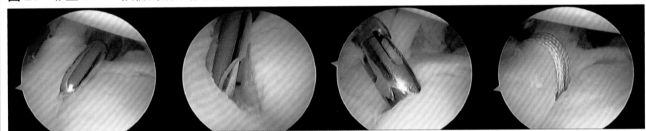

关节盂上缘骨皮质新鲜化   植入PANALOK LOOP anchor® 追加一根缝线

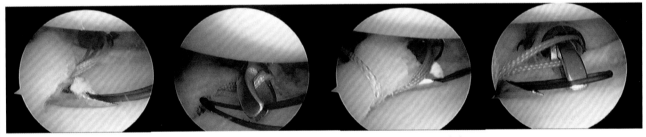

利用缝合钩（ACCUPASS 45° UP®）经上方盂唇过线

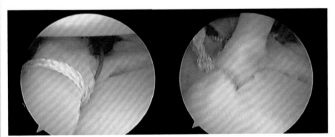

尼基结（Nicky Knot）固定

图21 Ⅱ型 SLAP 损伤：后方损伤的修复（11点以前的损伤）[5]

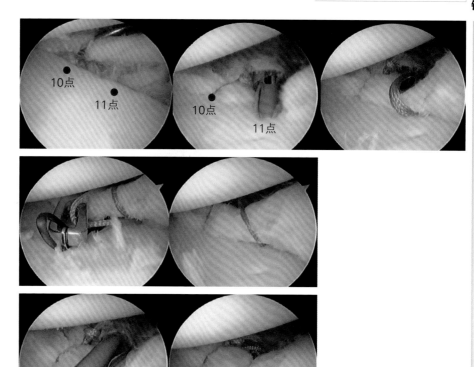

关节盂与肱骨头之间有无脱入的上方关节盂唇。注入灌洗液后，关节腔内生理性的负压状态会变为正压，把关节盂唇及关节囊推向外侧。干燥的关节腔更接近正常的生理状态。

用探钩进行探查，首先确认上方关节盂唇基底附着部向上方漂浮的程度，然后向相反的方向牵拉松弛的上方盂唇，评估盂唇松弛的程度及超越上方关节盂缘的程度。向关节腔内牵拉LHB，评估结节间沟内有无腱损伤，以及LHB的稳定性。

2 清理上方关节盂唇游离缘变性断裂部、桶柄撕裂部

> Ⅰ型损伤手术可到此终止

最后从0°~90°位动态改变外展角度，内旋及外旋，观察动态回剥现象（Peel back phenomenon），评估内撞击（internal impingement）的程度。

上方关节盂唇撕脱处游离缘的纤丝化部可用滑膜刨刀或蓝钳进行切除。使用滑膜刨刀切除时，把刨刀的刀头对准要切除的部位，负压吸引的压力不要过高，避免切除的范围过大。大部分撕脱盂唇的纤丝化部可从前方入路清理干净，靠近后方的部分可从后方入路清理干净。Ⅲ型桶柄状撕裂，可使用钩形剪刀切断桶柄部后摘除。

手术技巧及注意事项

用探钩检查评估关节盂唇向上方漂浮及向下方松弛越过关节盂缘的程度，90°外展、外旋位评估有无内撞击。如果没有上方盂唇的不稳及撕脱盂唇的脱垂，可进行清理后结束手术；如果有盂唇的不稳及脱垂，需进入SLAP的修复步骤。

3 建立前上方及后上外侧入路

如果撕脱的范围到达11点左右（右肩），需要追加前上方的入路。如果撕脱的范围超过11点，并向后方延伸时，需要追加后上外侧入路[1, 17]。后上外侧入路在肩峰后外侧角外侧1 cm处的前方1~1.5 cm建立。

前上方及后上外侧入路建立时要用22 G的长针穿刺确定确切的位置及方向后，插入带有外套筒的穿刺锥，拔出穿刺锥并重新插入1.5 mm的克氏针后，用5 mm塑料套管置换穿刺锥的外套管。建立后上外侧入路时，为避免对肩袖的实质部造成损伤，需在肩关节外展小于20°位下进行。

4 清理关节盂上缘

分别从前方及后方入路，用滑膜刨刀清理关节盂上缘的肉芽组织及软骨组织。进行此项操作时，要保持良好的操作视野。为了避免刨刀内卷入上方的关节盂唇组织，需要用探钩分别从前上方及后外侧入路拉开上关节盂唇。用滑膜刨刀清理前上方的部位时，操作较困难，此时可使用蓝钳进行处理。直到暴露软骨下骨。

5 在关节盂的上缘植入锚钉，过线并缝合上 方关节盂唇

修复SLAP损伤时，锚钉的植入及缝线的打结，要按从后向前的顺序进行。

手术技巧及注意事项

锚钉的植入点通常位于12点。根据盂唇的撕脱范围，需要在10点、11点、1点或2点的位置，追加植入锚钉。

关节盂唇的过线及缝合方法，有单纯缝合及褥式缝合两种方法，笔者基本上采用单纯缝合法。也有报道内外植入双排锚钉的DRFF法[17]。使用的锚钉有PANALOC LOOP anchor®及BIORAPTOR anchor®等。多数情况下，使用能多追加一根缝线的PANALOC LOOP anchor®作为植入12点的锚钉。

手术技巧及注意事项

从后上外侧入路植入10点及11点的锚钉，从前上方入路植入12点的锚钉，从前方入路植入1点及2点的锚钉（右肩）。虽然从前上方入路可以植入11点的锚钉，但有可能从后方滑出，要引起注意。

需要注意，从不同的入路植入锚钉时，如果锚钉之间的位置过于靠近，电钻钻孔时相互之间会产生干扰。如果担心产生相互间的干扰，可使用需要钻出骨孔较浅的直径2.8 mm的TWIN FIX anchor®。

从植入锚钉的入路插入缝合钩，过线用单纯缝合或褥式缝合方法修复盂唇。注意在过线时针尖不要伤到缝线。在过线时用抓线钳把缝合钩的线环与锚钉的缝线牵出关节外进行操作。如果线的滑动性比较好，可使用尼基结；如果线的滑动性不好、缝合线有损伤或打滑结时尾线的长度不足，可使用REVO结。

◆ 康复治疗

SLAP修复术后佩戴悬吊带（ULTRA sling®）4周，术后2周开始练习自助前屈上举，术后3周开始练习主动前屈上举，术后4个月开始投球练习。

如果仅进行了清理术，术后第2日开始被动前屈上举，术后1周开始自助前屈上举，术后2周开始主动前屈上举，佩戴悬吊带（ULTRA sling®）2周，术后2~3个月开始投球练习。

肩袖关节囊侧部分撕裂（经肩袖修复术）（图22、图23）

1 建立后方及前方入路，镜下观察盂肱关节

与SLAP损伤相同，建立后方及前方入路后，从后方入路插入关节镜，先不注入灌流液，在无水的状态下观察关节腔，确认肱骨头与关节盂之间有无撕裂的肩袖组织存在。用探钩探查，了解肩袖撕裂的深度及范围。肩关节90° 外展及外旋位观察有无内撞击的发生。

2 肩袖关节囊侧撕裂部的处理

如仅行清理术可到此结束

从前方及后方入路分别用滑膜刨刀清理、切除撕裂及变性的肩袖组织。进行该处的操作时，把肩关节外展40° 左右，此时肱骨头与肩袖之间张开的间隙最大，比较容易对撕裂的肩袖进行评估及处理（**图24**）。

手术技巧及注意事项

切除撕裂部变性的肩袖组织后，再次对撕裂部的深度及范围进行评估，如果肩袖损伤的深度小于 5 mm，宽度小于 15 mm 时，仅行清理术即可。如果损伤的深度及范围超过上述标准，需要进行肩袖修复的操作。

图 22 清理肩袖关节囊侧部分撕裂的断端

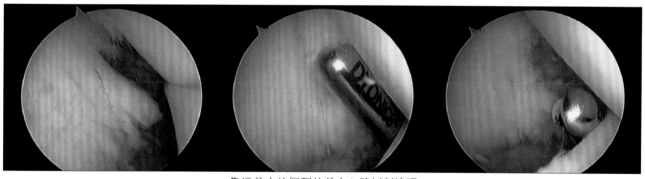

靠近前方的撕裂从前方入路刨削清理

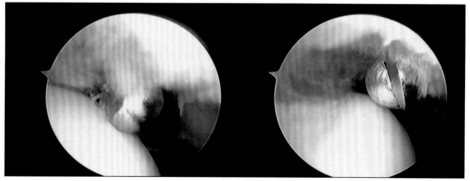

靠近后方的撕裂从后方入路刨削清理

图 23 经肩袖修复术

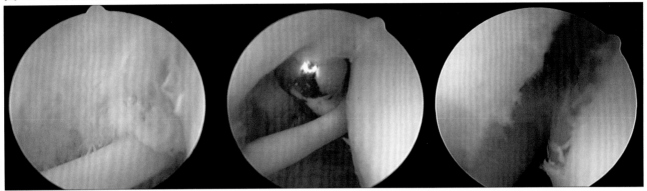

清理肩袖撕裂部及足印区

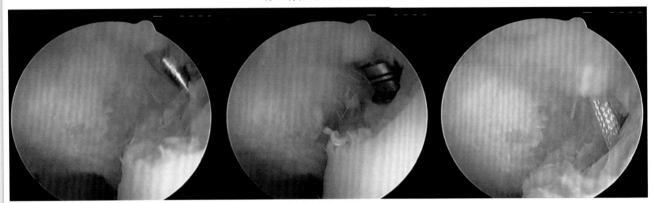

经肩袖植入锚钉

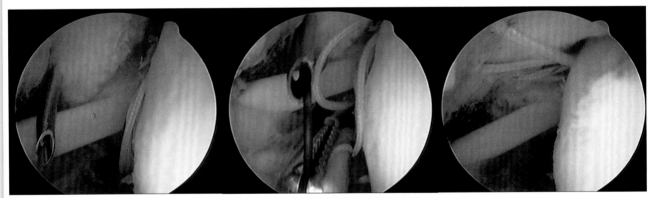

使用硬膜外针在撕裂肩袖的近端过线

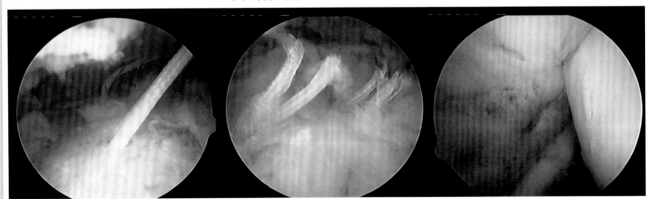

在肩峰下间隙打结固定　　　　　　　　　　　　　　确认缝合后的状态

3 在肩袖关节囊侧撕裂处留置标记线

用硬膜外针或22 G长针贯穿肩袖的撕裂部，留置3-0可吸收缝线（PDS Ⅱ线）作为标记线。从后方入路退出关节镜，重新从后方入路插入直径5 mm、具有开关装置的塑料套管。

4 建立后外侧及前外侧入路

从后外侧入路观察肩峰下间隙，从前外侧入路用滑膜刨刀及射频消融进行滑膜的切除，保证视野的清晰。

5 切除肩峰下滑囊，镜下观察肩峰下间隙

在植入锚钉前，要把肩峰下滑囊清理干净，确保以后的操作视野清晰，避免缝合时损伤缝线，使各项操作能顺利进行。镜下观察肩峰下表面至喙肩韧带的下表面，并使用探钩探查，确认肩峰下撞击处肩袖的滑囊侧有无撕裂。

手术技巧及注意事项

尤其是标记线周围肩袖菲薄化的程度，要认真仔细地进行观察，判断是经肩袖进行修复，还是变为全层撕裂后进行修复。

关节镜返回盂肱关节

6 清理大结节足印区

关节镜返回盂肱关节内，因为留置有直径5 mm的塑料套管，观察视野的转换较容易。从前方及后方入路分别用滑膜刨刀及射频消融清理大结节的足印区。

7 经肩袖植入锚钉

在标记线附近追加辅助侧方入路，把直径5 mm的塑料套管插入肩袖上表面的滑囊上方。进行以下的操作时，把肩关节的外展角度减少到20°以内，以免操作时造成肩袖实质部的损伤（**图24**）。

经辅助侧方入路插入骨锥。骨锥贯穿肩袖的腱腹交界部，在预计植入锚钉的部位开孔，然后植入锚钉[10, 17]。笔者喜欢使用直径3.5 mm（骨质疏松的患者使用5 mm）抗拔出力较强的TWIN FIX anchor®。在使用直径3.5 mm的锚钉时，如果骨锥开的孔不够深、锚钉植入的深度不足时，会导致锚钉的尾部外露，需要引起注意。

图 24　经肩袖植入锚钉时的注意事项

a. 肩关节外展的角度过小时，容易选择适宜的角度植入锚钉，但肩袖与足印区的角度变窄，镜下不容易确保手术视野。

b. 肩关节外展的角度过大时，肩袖与足印区的间隙变大，视野变得良好，然而锚钉植入的角度变小，容易滑入关节腔。

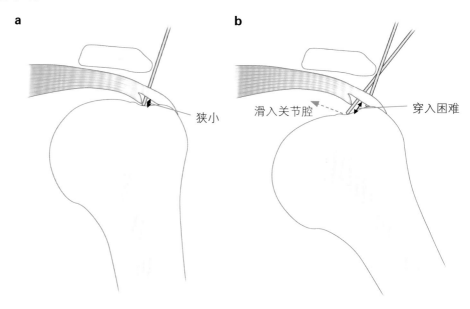

图 25　经肩袖植入锚钉的技巧

从前方入路插入探钩，把肩袖向上方抬起，使肩袖与足印区的间隙增宽。

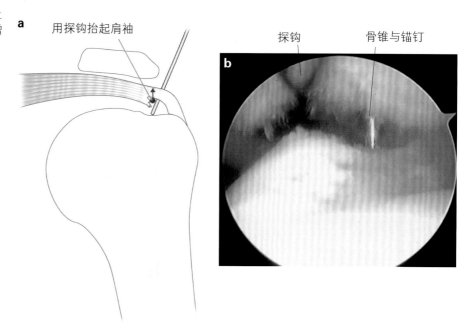

> **难点解析**
>
> **经肩袖植入锚钉时要注意**
>
> （1）为了保证视野，如果肩关节外展的角度过大，可能会使锚钉植入的角度变小，容易导致锚钉从足印区的上方滑脱。
>
> （2）肩关节外展角度在 20° 以下时，肩袖与足印区间的间隙变得狭小，锚钉植入点的确认会变得较困难，根据情况叮从前方入路插入探钩抬起肩袖（**图 25**）。
>
> （3）锚钉的插入点过于靠近肱骨头软骨的外缘时，在外展、外旋时容易发生内撞击。

8 经肩袖过线

把锚钉的缝线从前方入路引出。用硬模外针贯穿不全撕裂肩袖内侧的正常肩袖，导入2-0 PDS Ⅱ线。用环形抓线钳把锚钉的一根缝线与2-0 PDS Ⅱ线一同从前方入路引出关节外，在关节外打结后过线。同样的操作步骤经肩袖穿过锚钉的另一根缝线。锚钉的另外两根缝线，用同样的操作步骤完成穿肩袖过线。过线的方法可使用2个褥式缝合或交叉（cross）缝合。

9 镜视下在肩峰下间隙进行缝合及缝合桥固定

从后外侧入路插入关节镜观察肩峰下间隙，确认缝线后从辅助外侧入路的塑料套管中牵出缝线，打尼基结。如果缝线的滑动性不理想，打REVO结进行缝合。

如果进行外排的缝合桥固定，需追加外侧入路，插入直径8 mm的塑料套管（**图26**）。使用VERSAOLOC anchor®或FOOT PRINT anchor®在大结节的外侧调整缝线的张力后固定。缝线打结后进行缝合桥的固定还是不打结进行缝合桥的固定，目前尚存争论。

10 盂肱关节内镜下观察肩袖修复后的状态，关闭切口

从后方入路插入关节镜观察盂肱关节，探钩探查肩袖修复后的状态及LHB是否有脱位。

图 26 缝合桥法经肩袖修复术

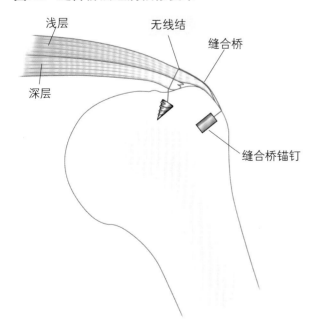

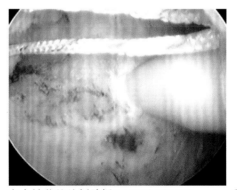

在大结节的外侧壁插入VERSAOLOC anchor®

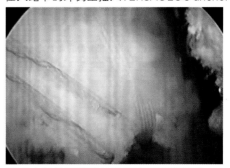

调节内侧锚钉缝线的紧张度后锁定缝线

◆ 康复治疗

如果仅进行了肩袖清理术，可从术后第1日开始被动前屈上举训练，术后1周开始自助前屈上举训练，术后第2周开始主动前屈上举训练，悬吊带（ULTRA sling®）术后外固定2周。

如果进行了肩袖修复术，需要用悬吊带（ULTRA sling®）外固定4周，术后第1日开始被动前屈上举训练，术后第3周开始自助前屈上举训练，术后第4周开始主动前屈上举训练，术后3个月开始外展、外旋训练，术后6个月可以开始投球训练，术后第9个月投手可以进行全力投球。

肩袖关节囊侧的部分撕裂（变为全层撕裂后进行修复）

1~4 同经肩袖修复法

5 建立外侧入路，切断肩袖的浅层，把肩袖部分撕裂变为全层撕裂

从外侧入路在肩袖滑囊侧用滑膜刨刀或射频消融切断肩袖滑囊侧的浅层，变为全层撕裂，然后清理足印区。

6 建立辅助外侧入路，植入锚钉

在肩峰的前外侧建立辅助外侧入路并插入直径5 mm的塑料套管，镜视下在足印区的内侧植入直径3.5 mm的TWIN FIX anchor®。修复中高龄患者的肩袖时，如果锚钉植入的位置过于靠近肱骨头软骨的外缘，容易导致内撞击发生的风险增高，所以植入锚钉的位置最好距软骨外缘3 mm左右。缝线要穿过肩袖深层正常的肩袖组织。

7 经肩袖过线

如果撕裂的尺寸较小，术中会发现确认过线导针针尖的位置较困难，此时需要用探钩把肩袖的断端抬高，并在盂肱关节内进行观察。

8 缝合肩袖及固定缝合桥

以往仅进行单排缝合，但为了避免线结引发撞击，可选择缝合桥的固定方法。

9 盂肱关节内镜下确认肩袖修复后的状态，关闭切口

用探钩确认肩袖缝合后的状态及缝合是否影响LHB的滑动。

◆ 康复治疗

同经肩袖修复术。

肩峰下撞击综合征（图27）

1 建立后方及前方入路，镜下观察盂肱关节

只存在肩峰下撞击综合征的患者，通常盂肱关节内无异常所见。

2 建立后外侧及前外侧入路，镜下观察肩峰下间隙及清理肩峰下滑囊

从后外侧入路观察肩峰下间隙，肩峰下撞击综合征的患者往往有肩峰下滑囊的增生、肥厚及滑膜炎的表现，从前外侧入路用滑膜刨刀及射频消融切除滑囊，确保手术视野的清晰。

镜下观察肩袖滑囊侧、肩峰下表面及喙肩韧带下表面，用探钩探查肩峰下撞击处所见并检查是否有滑囊侧肩袖的撕裂。人进入20岁以后，肩峰下间隙会逐渐变得狭窄，可出现肩峰下撞击的病例。

3 切离喙肩韧带与切除肩峰下表面骨膜 难点

从前外侧入路进入射频消融，切离肩峰前缘、外侧缘增生肥厚及硬化的喙肩韧带，并进一步用射频消融汽化肩峰下表面的骨膜。

手术技巧及注意事项

通常仅行软组织的减压术，虽然不进行肩峰成形术，但常常追加少量的肩峰骨质成形术。

图 27　肩峰下减压术的镜视下影像

多数需要进行肩峰下减压的病例，其喙肩韧带的止点从肩峰的前缘到外侧缘可见隆起。对于年轻的患者，不要完全切断喙肩韧带。

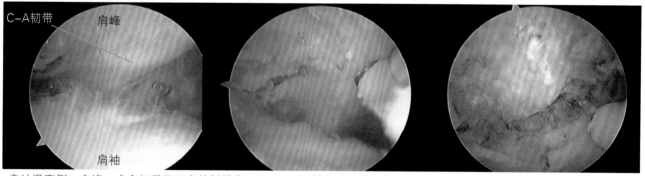

肩袖滑囊侧、肩峰、喙肩韧带及下方的纤维化　　　用射频消融进行软组织的汽化及喙肩韧带的切断

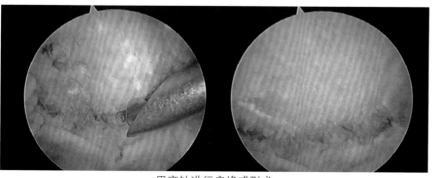

用磨钻进行肩峰成形术

4 肩袖滑囊侧部分撕裂的清理，闭合切口

肩袖滑囊侧的损伤通常只是上表面的纤丝化，而对损伤的深度较深，需要进行缝合修复的病例仅局限在年龄超过25岁的少数投手病例。如果后方的关节囊有明显的挛缩，会引起继发性撞击，需要追加后关节囊的松解。

◆ 康复治疗

术后悬吊带（ULTRA sling®）固定2周，术后第1日起开始被动及闭链运动（CKC）下的前屈上举，术后1周开始自动前屈上举，术后2周开始主动前屈上举，术后2~3个月允许开始投球训练。

肩袖间隙损伤

1 建立后方及前方入路，镜下观察盂肱关节

后方入路建立后，插入关节镜，在不注入灌流液的情况下，观察肱骨头与关节盂之间有无上方关节盂唇组织及肩袖间隙的关节囊组织脱入。

2 用锚钉修复前上方关节盂唇的撕裂（图28） 难点

如果前上方盂唇向上方漂浮，要判断是盂唇损伤、正常变异还是盂唇下孔。要根据剥离面的软骨状态、周围关节囊或SGHL、MGHL的状态综合地进行判断。关节盂唇的纤丝化部用刨刀进行清理，关节盂缘用环形锐利刮匙或刨刀新鲜化后，植入锚钉。用ACCUPASS 45° UP®贯穿前方关节盂唇，向关节内送入过线用的线环，拔出ACCUPASS 45° UP®。用环状抓线钳辅助过线后，打尼基结进行固定。

图28　前上方关节盂唇撕脱修复术

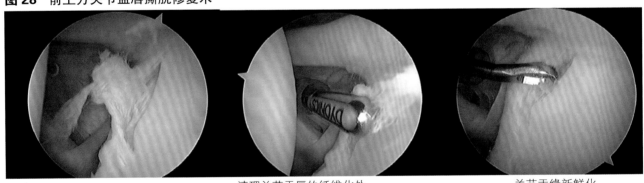

清理关节盂唇的纤维化处　　　　　　　　　　关节盂缘新鲜化

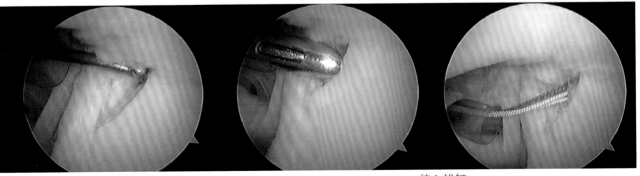

植入锚钉

图28 前上方关节盂唇撕脱修复术（续）

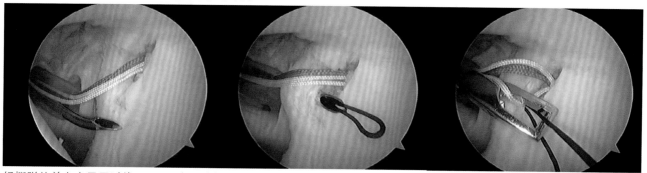

经撕脱的前上方盂唇过线：需要2个入路操作，把ACCUPASS 45° UP®穿过关节盂唇后，向关节内送入引导过线的圈线，退出ACCUPASS 45° UP®后，用环形抓线钳辅助过线

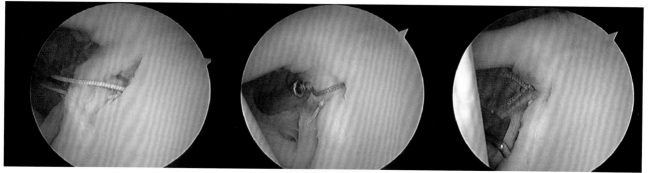

尼基结进行固定

3 紧缩缝合肩袖间隙的扩张开大部（图29）难点

如果肩袖间隙有扩大，在无灌流液注入的情况下镜检观察，会发现肱骨头与关节盂之间有脱出介入该部位的关节囊，此时需要对肩袖间隙进行紧缩缝合。从前方入路插入缝合钩（ACCUPASS 45° UP®），穿过MGHL后向关节腔内送入过线引导用的圈线（loop）。从前方入路插入45° 缝合抓线钳，刺穿SGHL后抓住圈线后引出关节。2号爱惜邦线（Ethibond®）穿入圈线后，回抽圈线完成过线，关节外打尼基结缝合固定。需要极力避免投手的肩关节出现外旋功能障碍，所以不要过度紧缩缝合肩袖间隙。缝合后打结应于肩关节在体侧最大外旋状态下进行。

4 最大外旋位下检查肩袖间隙有无过紧

体侧最大外旋位状态下，打结固定SGHL与MGHL，同时检查确认有无肩袖间隙关节囊过紧，如果有需要重新缝合。

◆ 康复治疗

同SLAP修复术。

图29 肩袖间隙紧缩缝合术

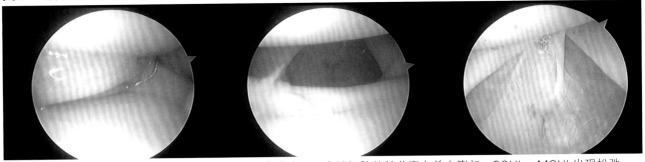

不注入灌流液的情况下观察肱骨头与关节盂之间有无脱出介入的肩袖间隙部的关节囊

注入灌流液后，肩袖间隙的关节囊向前方膨起。SGHL、MGHL出现松弛，是否有韧带的断裂尚判断不明

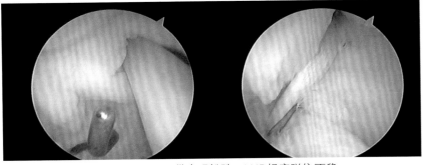

从SGHL到LHB悬带出现松弛，LHB轻度脱位不稳

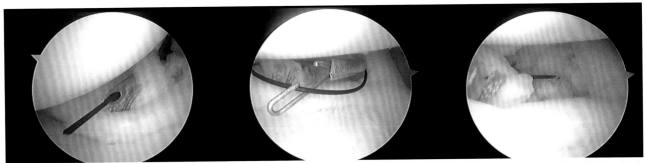

从前方入路插入ACCUPASS 45° UP® 刺穿MGHL，向关节内送入过线用的圈线。从前方入路插入45° 缝合抓线钳，刺穿SGHL后抓持圈线引出关节外

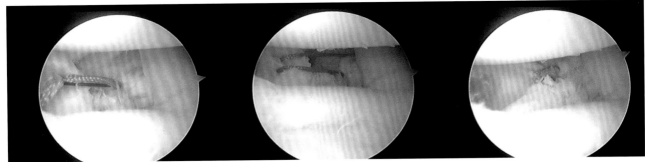

2号爱惜邦线穿入圈线后过线　　　　　　关节外打尼基结进行固定

痛性Bennett骨棘（图30、图31）

1 建立后方及前方入路，镜下观察盂肱关节

从前方入路进镜观察可发现后下方关节囊的硬化及表面的纤丝化，从后方入路插入探钩探查可发现突出于关节囊的增生骨棘。有时会发现后方关节盂唇的磨损。

2 松解后关节囊

可从后方入路插入射频消融、钩形组织剪、骨膜剥离子等，从后方关节盂唇的外侧切开后关节囊，剥离并显露增生的骨棘。后方关节盂唇如果有磨损，需要切除磨损的盂唇。后关节囊松解的范围为6:30～10:00（右肩）。在6:30附近松解关节囊时，因近旁有腋神经通过，用射频消融切开关节囊的表层后，用钩形组织剪及骨膜剥离子进行深层关节囊的松解操作。

3 显露骨棘并切除 难点

用蓝钳及磨钻切除增生的骨棘。如果有后关节囊的挛缩，进行后关节囊的松解。

图 30 Bennett 骨棘镜下切除术

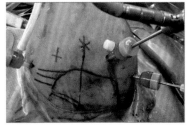

镜视观察入路：后上外侧
工作入路：后方

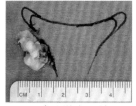

切除的增生骨棘

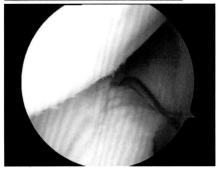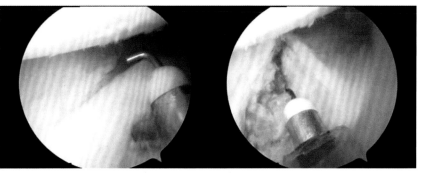

探钩探查确认骨棘　　　　　　　射频消融松解后下方关节囊

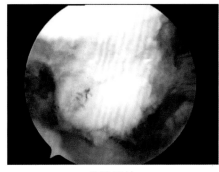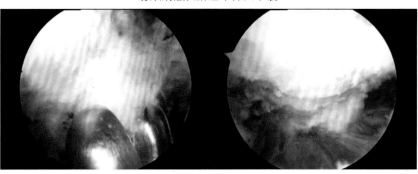

显露骨棘　　　　　　　　　　用蓝钳切除骨棘

图 31 Bennett 骨棘切除术前
及术后影像所见

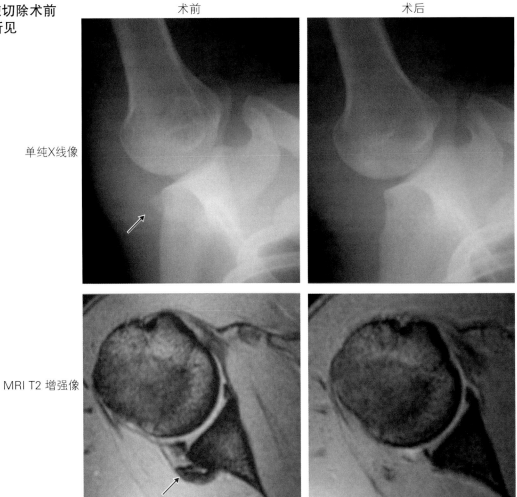

术前　　　　　　　　　术后

单纯X线像

MRI T2 增强像

◆ 康复治疗

同肩峰下减压术。

后关节囊挛缩（图32、图33）

1 建立前方及后方入路，镜下观察盂肱关节

从前方入路插入关节镜会发现后关节囊的硬化及表面的纤维化，有时会发现后方关节盂唇的磨损。

2 松解后关节囊，关闭切口　

从后方入路插入射频消融、钩形组织剪、骨膜剥离子等，从6：30～10：00的范围松解后关节囊（右肩）。如果后方关节盂唇有磨损，切除磨损的盂唇。在6：30附近松解关节囊时，因近旁有腋神经通过，用射频消融切开关节囊的表层后，用钩形组织剪及骨膜剥离子进行深层关节囊的松解操作。增生肥厚的关节囊可把外部肱三头肌长头腱、小圆肌及冈下肌的肌肉组织融合成一团瘢痕组织。松解后关节囊，直到露出冈下肌和小圆肌的肌腹为止。

图 32　对后关节囊挛缩行后方关节囊松解术

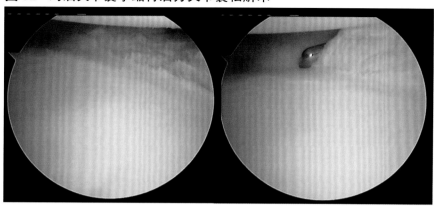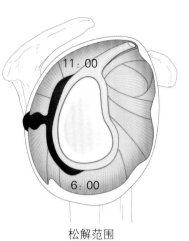

松解范围

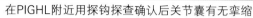

在 PIGHL 附近用探钩探查确认后关节囊有无挛缩

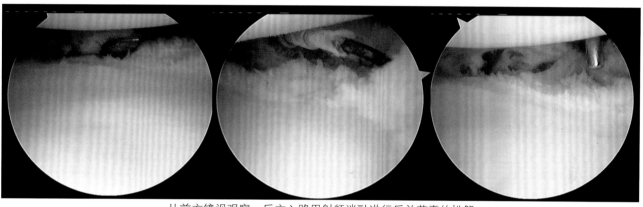

从前方镜视观察，后方入路用射频消融进行后关节囊的松解

图 33　后关节囊切除后送检的组织学所见（HE 染色）
可见从肱三头肌长头腱移行到关节囊部位的组织黏液样变性及水肿样变性。

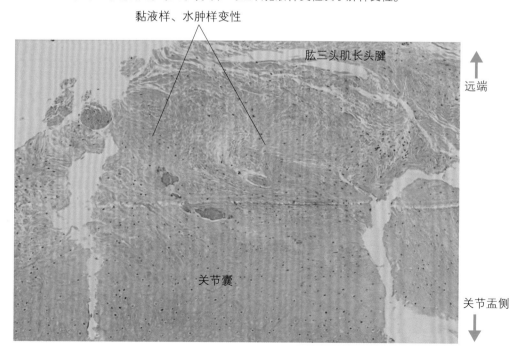

黏液样、水肿样变性

肱三头肌长头腱

远端

关节囊

关节盂侧

◆ 康复治疗

同肩峰下减压术，但为了防止松解后的关节囊再度发生粘连，早期需要进行前屈内旋及90°前屈内收的康复锻炼。术前全麻下检查发现的肩关节活动度减少的病例（**图15**），经关节囊松解及康复锻炼后，术后可得到明显的改善（**图35**）。

投手肩关节功能障碍患者术前的知情同意（informed consent）

投手肩关节功能障碍多采用保守治疗。然而当功能上无法代偿及出现解剖构造上的损害时，有必要进行手术治疗。针对需要做过顶运动的运动员（overhead athelete）进行手术时，保持肩关节的柔韧性与稳定性之间的微妙平衡非常重要，所以要求术者正确诊断出责任病灶，正确把握手术指征，以及拥有高超的手术技巧。

所有患肩关节伤病的选手，都希望疼痛尽早消失，能尽快返回赛场。虽然对这些选手也应优先考虑进行保守治疗，然而保守治疗并不能一次性治愈伤病。所以有的选手会认为保守治疗是浪费时间的无效治疗，甚至有的选手认为手术治疗是终极魔法治疗，伤病处经过手术治疗后，疼痛会神奇般地消失，术后也会很快返回赛场开始投球比赛，这部分选手会迫切要求手术治疗。

在开始治疗前，首先要对选手进行疾病的病情讲解，充分说明保守治疗的意义、手术的目的及术后康复锻炼所需要的时间，必须取得选手的充分理解。

图34 术后1年肩关节的活动度[24]
投球侧与非投球侧的活动范围几乎相同。
a.90° 外展、内旋。
b.90° 屈曲、内旋。
c. 水平内收。

投球侧　　　　　　　　非投球侧

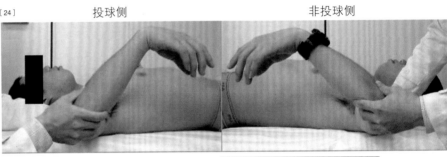

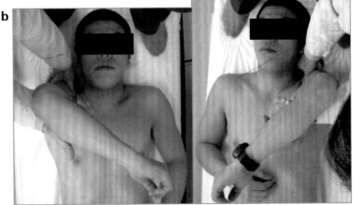

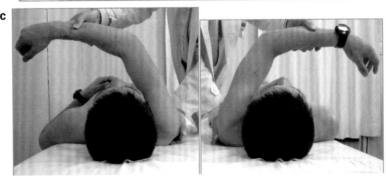

●文献

［1］岩堀裕介.成長期における上肢スポーツ障害の特徴と治療.Skill-Up リハビリ
　　テーション＆リコンディショニング // 山口光國.投球障害のリハビリテーシ
　　ョンとリコンディショニング：リスクマネジメントに基づいたアプローチ，
　　東京：文光堂，2010,91-117.

［2］岩堀裕介，ほか.投球による腋窩神経障害の発生状況.肩関節，2010,34：
　　891-894.

［3］ANDREWS J R, et al. Glenoid labrum tears related the long head of the biceps. Am J
　　Sports Med, 1985, 13：337-341.

［4］SNYDER S J, et al. SLAP lesion of the shoulder. Arthroscopy, 1990, 6：274-279.

［5］岩堀裕介.鏡視下 SLAP 修復術 // 井樋栄二.整形外科手術イラストレイテッド.
　　東京：中山書店, 2011, 217-226.

［6］BURKHART S S, et al. The disabled throwing shoulder：Spectrum of pathology Part Ⅰ：
　　Pathoanatomy and biomechanics. Arthroscopy, 2003, 19：404-420.

［7］岩堀裕介，ほか.上方関節唇 Peel back phenomenon は動的 variant の可能性が
　　ある.肩関節，2010,34：637-640.

［8］杉本勝正.上方関節唇の超音波下動態検査.肩関節，2003,27：391-394.

［9］梶田幸宏.CT 画像を用いたゼロポジション肢位の上腕骨内外旋可動域計測.
　　肩関節,2011,35.

［10］SNYDER S J：Arthroscopic repair of partial articular suparaspinatus tendon avulsions:
　　PASTA lesions of the rotator cuff tendon// Shoulder Arthroscopy, 2nd ed. Philadelphia:
　　Lippincott Williams & Wilkins, 2003, 219-229.

［11］KIBLER W B. The role of the scapula in overhead shoulder function. Am J Sports
　　Med, 1998, 26：325-337.

［12］HARRYMAN II D T, et al. Translation of the humeral head on the glenoid with passive
　　glenohumeral motion. J Bone Joint Surg, 1990, 72-A：1334-1343.

［13］JOBE F W, et al. Shoulder pain in the overhand or throwing athlete. The relationship
　　of anterior instability and rotator cuff impingement. Orthop Rev, 1989, 18：963-975.

［14］NOBUHARA K, et al. Rotator interval lesion. Clin Orthop, 1987, 223：44-50.

［15］SAVOIE F, PAPENDIK L, FIELD L D, et al. Straight anterior instability：lesions of
　　the middle glenohumeral ligament. Arthroscopy, 2001, 17：229-235.

［16］TREACY S H, et al. Rotator interval capsule closure：An arthroscopic technique.
　　Arthroscopy, 1997, 13：103-106.

［17］野中伸介，米田　稔.投球障害肩に対する鏡視下手術 //OS NOW Instruction,
　　No.11. 2009, 40-72.

［18］杉本勝正.投球障害肩の病態と診断 // OS NOW Instruction, No.11 肩・肘のス
　　ポーツ障害，メジカルビュー社, 2009, 2-19.

［19］BENNETT G E：Shoulder and elbow lesions of the professional baseball pitchers.
　　JAMA, 1941, 117：510-514.

［20］OZAKI J, et al. Surgical treatment for posterior ossifications of the glenoid in baseball
　　players. J Shoulder Elbow Surg, 1992, 1：91-97.

［21］中川滋人.肩 Bennett 病変に対する鏡視下形成術の手術手技とコツ // 米田
　　稔.肩関節鏡視下手術，東京：文光堂，2010, 283-289.

［22］杉本勝正，ほか.関節窩後下方の解剖学的研究 -Bennett 骨棘の成因について -.
　　肩関節，2005,29：243-246.

［23］水野直子，ほか.投球障害肩に対する鏡視下関節包解離術の経験.関節鏡，
　　2003,28：253-259.

［24］岩堀裕介，ほか.肩関節後方拘縮を有する投球肩障害症例に対する鏡視下後
　　方関節包解離術の小経験.肩関節，2005，29：435-439.

［25］岩堀裕介.肩関節拘縮に対する手術適応と術式 // 米田　稔.肩関節鏡視下手
　　術，東京：文光堂，2010，155-167.

肩关节镜手术
创伤性肩关节前方不稳

船桥骨科医院运动医学中心肩、肘外科　**高桥宪正**

船桥骨科医院运动医学中心肩、肘外科主任　**菅谷启之**

手术指征

◆ 绝对指征

有明确的外伤史，有两次以上脱位经历，患者本人也希望根治脱位的病例，具有绝对的手术指征。

◆ 相对指征

仅有一次脱位的病例，其中的一部分病例也可以认为具有手术指征。例如，从事橄榄球或美式足球，进行对抗运动的选手；初次脱位后有明确的骨性Bankart病损的病例；从事过头运动的选手；脱位发生在优势手一侧；初次脱位后出现恐惧感无法进行运动的选手，均考虑具有手术指征。

手术时要先考虑选手所从事的运动项目及回归赛场的时机，再决定手术的时期，多数手术患者的年龄在10~30岁。

术前评估

◆ 病史

重点询问患者脱位史及脱位的方式。对初次脱位时的年龄、有无外伤史、脱位的次数及复位的方法进行详细的问询。为了帮助判断手术对患者未来所从事运动的影响，需要对患者的运动经历、术后希望继续从事的运动项目进行详细问询。

具体地讲，要详细询问患者的运动水平、竞技水准，运动的目的是消遣娱乐还是有身体接触或冲撞的竞技运动，是否从事过顶运动，还要了解患者所从事的运动项目，以及在项目中的位置。尤其是棒球运动的投手，如果是投手的优势手，要考虑尽可能地避免出现术后的活动受限。

◆ 影像评估

对于希望进行手术治疗的患者，术前常规进行单纯X线、3D-CT及MRA检查。术前最重要的是评估关节盂及肱骨头的形态。如果关节盂有20%~25%的骨缺损时，只进行Bankart修复术，脱位复发的风险较高[1,2]，需要追加骨移植术等手术方法[3]。如果肱骨头有较深的Hill-Sachs损伤，需要追加Remplissage术[4]。

术前再确认

◆ 麻醉、手术体位

全身麻醉，在沙滩椅位下手术。摆沙滩椅位时，头部及躯干需要固定到专用的体位台架上，调整躯干与地面成60°角，调整护面支具使之向健侧倾斜（**图1**）。

铺单要充分显露肩关节，关节镜及各种连接导线整理归纳整齐，确保手术时的工作空间充裕（**图2**）。

图1 手术体位
头颈部固定要牢固并向健侧倾斜，面部用保护面罩加以保护。

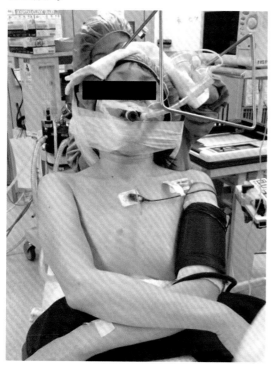
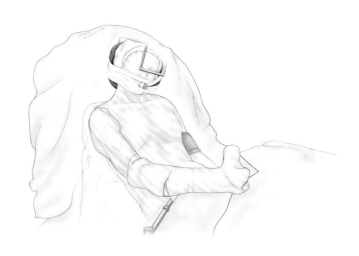

图2 手术体位与铺无菌单
上半身约60° 半坐位，手术侧肩关节的显露要充分。

要确保肩关节周围的操作空间

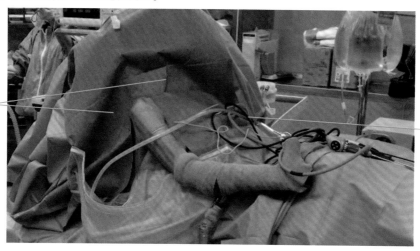

各种导线要在远离肩关节处进行固定

◆ 加载移位试验（load and shift test），麻醉下检查（examination under anesthesia，EUA）

全麻后徒手检查肩关节的稳定性，可以进行更客观地评估。在门诊做这项检查时，因肌肉的保护作用，进行客观评估比较困难。检查操作在肩关节外展90°，内外旋中立位下进行。并向前方、前下方、下方及后方四个方向施加应力进行检查（**图3**），进而在下垂位向前方、下方及后方三个方向施加应力，并与健侧肩关节进行对比评估。因外伤导致的前方不稳，如果发现不稳同时合并有关节囊的松弛，需要考虑在Bankart修复完成后，追加缝合肩袖间隙[6]。

图3 沙滩椅位下全麻后徒手检查

a. 前方应力试验

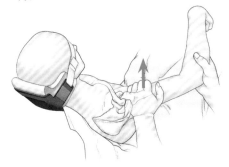

b. 前下方应力试验

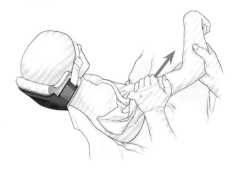

c. 下方应力试验

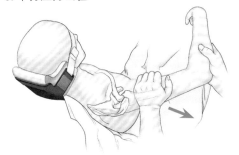

d. 后方应力试验

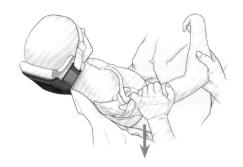

手术概要

1 后方入路的建立与镜下诊断

2 建立前方入路

3 合并其他损伤的处理（SLAP损伤、关节囊断裂、HAGL损伤）

4 松解关节盂唇韧带复合体（剥离盂肱下韧带复合体）

5 修复盂肱下韧带复合体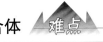

6 紧缩关节囊的措施：缝合肩袖间隙（如不需要进行关节囊紧缩，可直接进入7的操作）

7 关闭切口

典型病例影像

【病例】 `术前`

女，18岁。高中一年级柔道训练时，手部着地导致左肩关节第一次脱位，自行复位成功。自初次脱位到来院就诊以来，共计约有20次脱位。术前检查发现Bankart损伤，同时合并有Hill-Sachs损伤。

ⓐ术前X线检查。右肩（ⓐ-1），左肩（ⓐ-2）。左肩关节盂前缘的影像变得较钝化（图中点状虚线）。

ⓑ术前3D-CTR与MRA。可见Hill-Sachs损伤（ⓑ-1箭头所指处），关节盂（ⓑ-2）前缘骨缺损（红圈内）与关节囊下方韧带的松弛（ⓑ-3，箭头所指处）。

ⓒ关节镜下所见。后方入路观察（ⓒ-1）可见前方关节盂唇消失，前方入路观察（ⓒ-2）可见关节盂唇韧带复合体的撕脱（箭头所指处）。

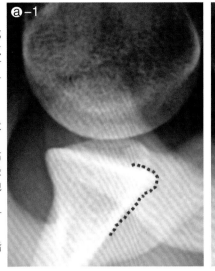
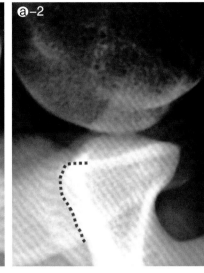

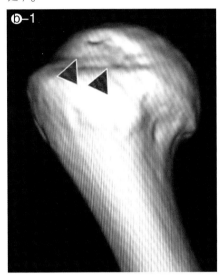
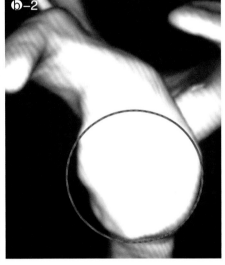
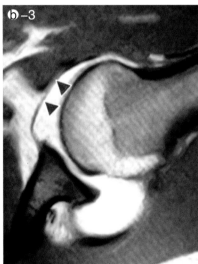

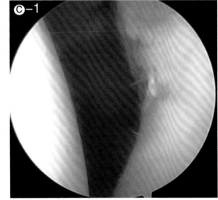
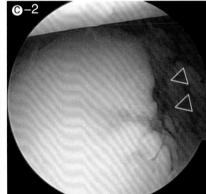

手术方法

1 后方入路的建立与镜下诊断

从后方软点向盂肱关节方向皮下注射局麻药，局麻药中加入稀释40万倍的肾上腺素，并确认关节间隙的方向（**图4**）。在皮下注射局麻药的部位切开5 mm切口，插入穿刺锥（Trocar）至盂肱关节内。保留外套管，从后方插入关节镜，观察上方到前方的关节盂唇（**图5a**），发现Bankart损伤（**图5b**），向肩袖间隙及肩袖附着部移动关节镜继续观察（**图5c**）。在助手辅助下外展患者肩关节，关节镜的镜头滑向肱骨头的后方，发现Hill-Sachs损伤（**图5d**）。助手把患肢外展、外旋，使肱骨头向前上抬起，以便术者对后下方的结构进行观察。确认下方关节囊的状态后，镜头返回至肩袖间隙处。

2 建立前方入路

触摸前方皮下的喙突，由喙突的外侧确认好方向后刺入18 G注射器针头（**图6a**）。注射器针头刺入的位置应正好位于肩胛下肌的上缘。因为随后还要建立前上方入路，前方入路应尽量位于肩袖间隙的下方。

然后从前方入路镜检观察Bankart损伤的程度与范围（**图6b**），镜检观察IGHL在肱骨侧的附着点（**图6c**）。从前方对关节盂的整体进行观察，对6点的位置与盂唇撕脱的范围进行确认（**图6d**）。

> **难点解析**
>
> **血管损伤导致出血过多**
>
> 在建立前方入路时，有时会损伤血管导致出血过多。处理方法是把后方入路的关节镜移到前方入路，插入关节镜后可接近出血的血管并发现出血的部位，可以方便地进行止血操作。如果是较大的血管出血，从排液的切口中流出纯血性的液体时，应尽早进行止血操作。

图4 用于 Bankart 损伤修复的常用入路

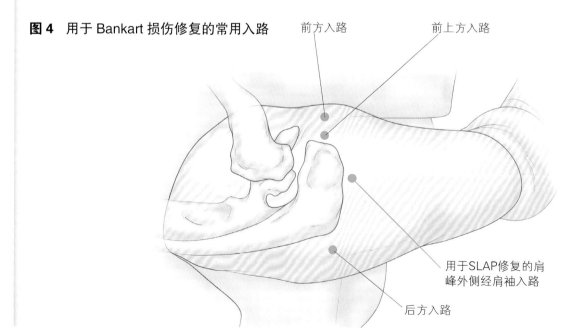

前方入路　　　前上方入路

用于SLAP修复的肩峰外侧经肩袖入路

后方入路

图 5　镜下诊断

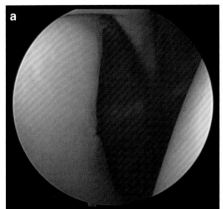

前方关节盂唇消失

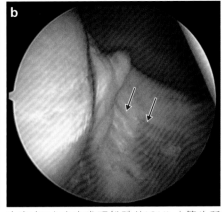

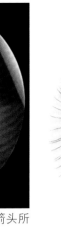

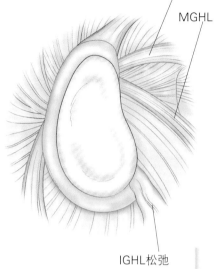

SGHL

MGHL

IGHL松弛

右肩在5点方向发现松弛的IGHL（箭头所指）

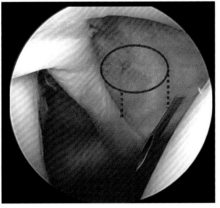

肩袖在关节面侧的附着部

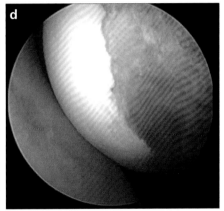

合并较大、较深的Hill-Sachs损伤

图 6　建立前方入路

a. 实线：喙突；虚线：联合腱

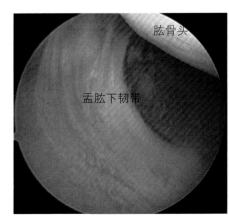

b. 前方镜视下观察 Bankart 损伤所见[10]

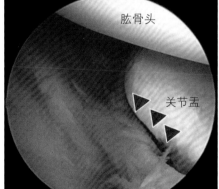

肱骨头

关节盂

c. 盂肱下韧带在肱骨侧附着部

肱骨头

盂肱下韧带

d. 从前方入路观察所见关节盂的形态
箭头所指处为右肩 6 点[10]

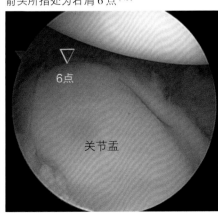

6点

关节盂

3 合并其他损伤的处理（SLAP 损伤、关节囊断裂、HAGL 损伤等）

在处理Bankart损伤前，先处理合并损伤。即先修复关节囊韧带断裂或HAGL损伤[7]。有SLAP损伤需要修复时，在肩峰外侧中央的位置建立经肩袖入路（**图4**），对关节盂唇及骨床进行新鲜化处理后，修复Bankart损伤。

4 松解关节盂唇韧带复合体 （剥离盂肱下韧带复合体）

在前方入路镜视下剥离粘连在关节盂颈部的关节盂唇韧带复合体。剥离操作时，右肩2～4点半的位置用远端直骨锉进行剥离（**图7a**），超过4点半的位置用前端弯曲的骨锉进行剥离（**图7b**）。本操作的要点是为了使IGHL最终得到紧缩缝合，所以对下方的关节盂唇韧带复合体要尽可能地进行松解剥离。

笔者用沙滩椅位进行手术，助手牵开肩关节，才能进行下方的关节盂唇松解。关节囊的松弛程度决定松解的深度与范围。关节囊松弛的病例，右肩可剥离至8点水平，关节僵硬的病例最多能剥离松解至7点水平，重要的是能把下方的关节囊提升至关节盂水平。

图7 剥离关节盂唇韧带复合体

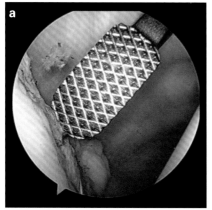

使用骨锉去除关节盂前缘的软骨

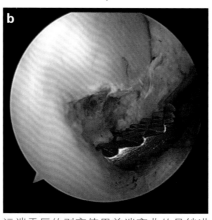

远端盂唇的剥离使用前端弯曲的骨锉进行剥离

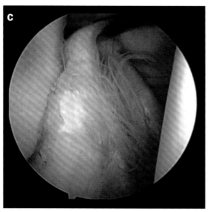

剥离完成后，检查确认盂肱下韧带复合体的活动度

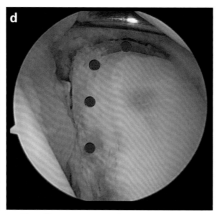

从前方镜视下确认剥离的范围，预估锚钉的植入位置

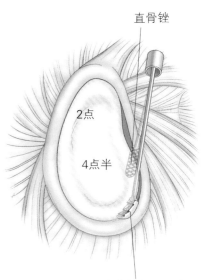

直骨锉

2点

4点半

前端弯曲的骨锉

手术技巧及注意事项

为了提高关节盂唇的愈合能力，在相当于 3 ～ 7 点的位置，切除宽 3 ～ 5 mm 的关节软骨。

松解关节盂唇韧带复合体时要能看到下方肩胛下肌的肌腹，使之能获得充分的活动度（**图7c**）。剥离完成后，再从前方镜视下确认剥离的范围，并预估植入锚钉的位置（**图7d**）。

5 修复盂肱下韧带复合体 难点

◈ 植入锚钉与缝合

原则上植入4枚锚钉（**图8**）。右肩6～2点的位置等间距植入锚钉。根据有无骨片及关节盂的形态，锚钉植入的位置会略有些不同，一般6点、4点40分、3点20分、2点位置各植入1枚锚钉。

◈ 6点锚钉的植入与缝合

把导向器插入约1/2软骨的深度，然后向关节盂内植入锚钉（**图9a**）。锚钉的尾线使用高强度线。植入6点的锚钉后，建立前上方入路（**图9b**）。把缝线从前上方入路引出，用7 mm闭锁型Caspari缝合钳（Conmed Linvatec，FL，USA）将缝线缝合于关节盂唇。

◈ 4点40分锚钉的植入与缝合

与6点入路的操作程序一样，将缝线缝合于关节盂唇（**图9c**）。在关节腔内用PDS Ⅱ线进行过线操作（**图9d**），用组织抓钳复位关节盂唇韧带复合体，从4点40分处的缝线开始打结固定（**图9d**）。

图8 Bankart 损伤修复的锚钉植入示意[5]

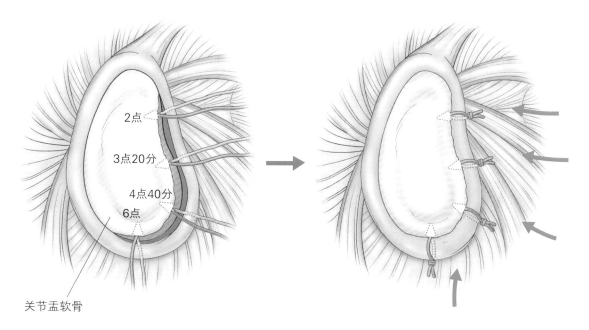

关节盂软骨

图9   6点锚钉的植入

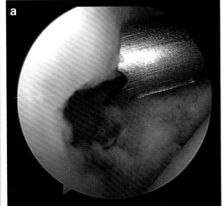
植入6点锚钉

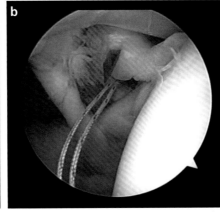
从外到里（outside-in）法建立前上方入路

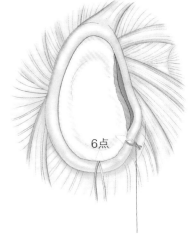
4点40分处的缝合线

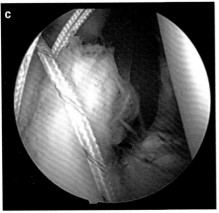
用Caspari缝合钳进行缝合

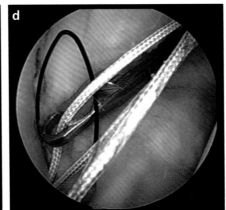
利用PDS II线在关节内过线

◆ **3点20分锚钉的植入与缝合**

给最难操作的6点钟锚钉进行打结操作（**图10a**）。用组织抓钳抓持关节盂唇韧带复合体，使用直型缝合钩（Conmed Linvatec，Largo，FL，USA）缝合3点20分处的盂唇（**图10b**）。合并骨性Bankart的病例需要进行修复[8]。如果术前发现在5点处有游离骨块，进行松解后，多数需牵拉至3点半~2点半的位置，用骨穿刺器械进行缝合。

◆ **2点锚钉的植入与缝合**

近端2点锚钉缝线的缝合多用缝合抓线钳（Ideal Sutue Grasper）（Depuy Mitek，Laynham，MA，USA）进行缝合（**图10c**）。缝合全部完成后，再次从前方及后方入路镜检观察盂唇修复后的状态（**图11**）。

手术技巧及注意事项

要注意进行近端的缝合时，锚钉不要侵及过多的关节面，关节囊也不要缝合过多、过紧，还要避免缝合盂肱中韧带，以免导致外旋受限。

图 10 缝合的顺序

a.6点钟锚钉的打结

b.缝合3点20分

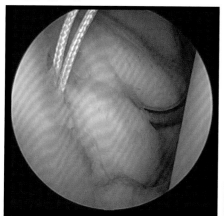

c.2点的缝合

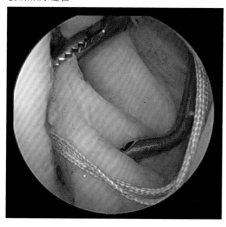

图 11 Bankart 损伤修复完成后

a.后方镜视下观察

b.前方镜视下观察

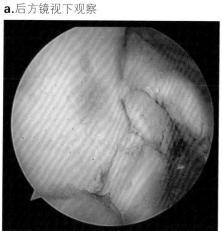

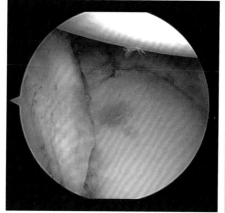

手术技巧及注意事项 ···

　　如果肌肉发达，前方关节间隙不能获得足够的空间进行操作时，建立后下方入路，从该入路用缝合钩（Conmed Linvatec, Largo, FL，USA）进行操作。

　　术前必须记录患侧及健侧肩关节体侧外旋的角度，在缝合完成后再次确认外旋的角度。必须在关节镜监视缝合后的关节囊下确认外旋的角度，术者把患肢置于体侧，记录无内旋抵抗下的外旋角度。该外旋角度一定要达到术前的目标角度，不要出现外旋受限。如果术后外旋受限，会影响日后的体育竞技。如果术中发现有外旋受限，需要追加关节囊的切开，改善外旋。

如不需要进行关节囊紧缩，可直接进入7的操作

6 紧缩关节囊的措施：缝合肩袖间隙

　　笔者根据患者年龄、运动种类、关节盂的形态、麻醉下检查健侧关节的松弛度等，对不稳可能性较高的病例追加缝合肩袖间隙[6]。

　　用18 G硬膜外针从前方入路导入PDS Ⅱ线的线环，贯穿肩胛下肌腱上方的纤维（**图12a**）。通常情况下进行两处的缝合，把肩袖间隙分成3等分，第一针缝合在外侧1/3处。把PDS Ⅱ线环导入关节内后，从前方入路插入理想缝合过线器（Ideal Suture Grasper）（Depuy Mitek, Laynham, MA, USA），从SGHL的上方贯穿关节囊，并抓持住PDS Ⅱ线环（**图12b**）。把PDS Ⅱ线环牵出关节外，并把高强度线导引入关节内（**图12c**）。在关节镜监视下，关节外打结固定（**图12d**）。

图12　缝合肩袖间隙的顺序

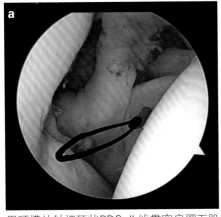

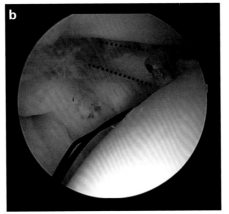

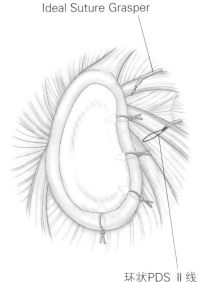

Ideal Suture Grasper

环状PDS Ⅱ线

用硬模外针把环状PDS Ⅱ线贯穿肩胛下肌腱上部的腱组织

从SGHL的上方（虚线）插入Ideal Sutue Grasper抓线钳，抓持PDS Ⅱ线后，引出到关节外

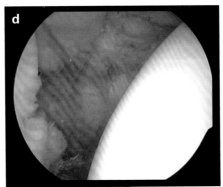

原则上用2根高强度线缝合肩袖间隙

肩袖间隙缝合完成后

7 关闭切口

缝合各入路的皮肤切口。手术完成后给予患者佩戴支具，将患者移到平车上后，再拔出全麻插管。

典型病例影像

【病例】 **术后**

Bankart损伤合并有Hill-Sachs损伤，进行了镜下修复术。使用4枚锚钉修复Bankart损伤，并追加缝合肩袖间隙。

ⓐ后方入路镜下观察。
ⓑ前方入路镜下观察。

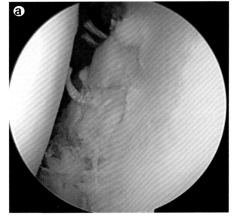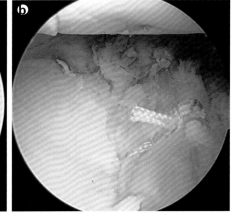

康复治疗

◆ 术后康复

术后支具外固定3周。手术第2日到出院前，在医院进行物理疗法康复。出院后，需要进行6个月的物理疗法康复，以及6个月的运动康复后，才可以开始体育竞技活动[9]。

◉物理疗法康复

从术后第2日开始佩戴支具3周，并进行充分的镇痛处理。笔者控制疼痛的经验是，重视患者佩戴支具的姿势与力线。指导患者正确佩戴支具，注意在日间活动及睡眠时保持良好的体位。

从去除支具到术后的3个月，是组织愈合的重要时期，禁止患肢进行张力下的运动（3个月法则）[5]。这一时期，首先要改善的是不良姿势及肩关节周围肌肉因过度紧张引起的疼痛，并注意改善肩关节的活动度，在低负荷下进行肩袖功能的训练。

术后3～6个月，为下一步的运动训练康复做关节活动度、肌力及运动的协调性的准备。

◉运动康复

术后6个月，为了恢复竞技体育活动应进行运动康复，考虑到不同竞技运动特点进行针对性的康复。为了获得最大外展、外旋状态下动作的稳定性，进行慢动作下的盂肱关节和肩胛胸廓关节的运动训练，同时为了获得动作的连续性并减轻肩关节的负荷，可选择上肢→躯干→下肢功能康复程序训练法[10]。身体接触性运动的患者，随着选手体能的改善，要注意进行预防再脱位的指导训练。

笔者所在医院采取物理治疗师与体能训练师一起协作，物理疗法康复→运动康复→投球训练康复，进行阶段性过渡，不进行勉强状态下的康复。

●文献

[1] BIGLIANI L U, NEWTON P M, STEINMANN S P, et al. Glenoid rim lesions associated with recurrent anterior dislocation of the shoulder. Am J Sports Med, 1998, 26：41-45.

[2] ITOI E, LEE S B, BERGLUND L, et al. The effect of a glenoid defect on anteroinferior stability of the shoulder after Bankart repair：A cadaveric study. J Bone Joint Surg, 2000, 82-A：35-46.

[3] SUGAYA H. Instability with bone loss: Chapter14 // RYU R, ANGELO R, AANA Advanced Arthroscopy: The Shoulder, Philadelphia: Elsevier, 2010: 136-146.

[4] PURCHASE R J, WOLF E M, HOBGOOD E R, et al. Hill-Sachs "remplissage"：an arthroscopic solution for the engaging hill-sachs lesion. Arthroscapy, 2008, 24：723-726.

[5] 菅谷啓之編 . 実践　反復性肩関節脱臼 . 鏡視下バンカートの ABC, 2010: 50.

[6] 高橋憲正 , ほか . 反復性肩関節前方不安定症に対する鏡視下手術 – 補強手術 としての鏡視下腱板疎部縫合術の有用性 –. 関節鏡 , 2005, 30：57-60.

[7] KON Y, et al. Arthroscopic repair of a humeral avulsion of the glenohumeral ligament lesion. Arthroscopy, 2005, 21：632. e1-632. E6.

[8] SUGAYA H, MORIISHI J, KANISAWA L, et al. Arthroscopic osseous Bankart repair for chronic recurrent traumatic anterior glenohumeral instability. J Bone joint Surg, 2005, 87-A：1752-1760.

[9] 高村　隆 , 黒川　純 , ほか . 肩関節不安定症におけるアスレティックリハビリ テーションの実際 . 実践すぐに役立つ アスレティックリハビリテーションマ ニュアル , 全日本病院出版会 , 2006, 31-35.

[10] 高橋憲正 , 菅谷啓之 . スローイングアスリートの反復性肩関節脱臼に対する 診断と治療 3. 鏡視下手術の実際と成績 . 臨床スポーツ医学 , 2010, 27：1331-1337.

肩关节镜手术
肩关节松弛（肩关节多方向不稳）

羊丘医院副院长　**冈村健司**

临床表现与手术指征

◆ 临床表现

一般认为肩关节松弛（loose shoulder）具有下方及前、后方向的多方向不稳的表现。症状可具有肩关节脱位的恐惧感、不适感、交锁等表现。肩关节不稳引起的症状大致可分为两种：肩关节自身不稳引起的肩痛、肩胛骨周围沉重感及肌力下降等症状；参与肩关节稳定的关节周围组织（肩袖、肩关节周围肌肉等）所引起的症状。

一般认为，肩关节松弛的发病原因为外在环境因素（运动、工作导致的过度使用或小的创伤）加内在因素（青春期性激素的分泌）所导致。所以肩关节松弛一般没有明确的外伤史，被单独分类至非创伤性肩关节不稳，与创伤所导致的习惯性前脱位所引起的不稳有区别。

◆ 手术指征

原则上采用保守治疗，当保守治疗无效，在日常生活、体育运动或工作时出现功能障碍者，可以考虑进行手术治疗。

术前再确认

◆ 影像诊断再确认
◉ X线检查

为了检查肩关节的不稳，需要拍上肢负重下应力位的肩关节正位像，观察肱骨头有无向下方的移位，以及在肩关节水平位正位像下观察有无肱骨头后下方的滑移（slip）影像。

◉ CT检查

CT检查用于观察关节盂的形态。CT轴位像用于观察关节盂后角有无发育不全，测量后方关节盂的成角，判断有无骨性发育异常。

◉MRI检查

　　MRI不会发现特有的异常所见，但可用于帮助排除肩部其他疾病（创伤性不稳等）。

◆ 麻醉、体位再确认

　　在全麻下进行手术。首先在全麻下徒手检查活动范围，并与对侧对比检查前方、后方及下方的稳定性。患者可取牵引下的侧卧位或沙滩椅位。

手术概要

1 关节镜检查 ————————————

2 前下方关节囊的紧缩缝合 ————

3 紧缩缝合后下方关节囊

4 紧缩缝合肩袖间隙 ————————

典型病例影像

【病例】 术前

女，23岁，滑雪选手。 主诉：左肩运动时疼痛，有半脱位感。诊断：左肩（后下方）不稳，左肩前屈上举90°时出现后方半脱位，水平位外展可复位。保守治疗并进行肩关节肌力训练6个月，症状无改善，进行了手术治疗。

ⓐ3 kg负重应力位像，可发现肱骨头向下方移位（箭头所指）。

ⓑ卧位水平上举正位像，可见肱骨头向后下方偏移（箭头所指）。

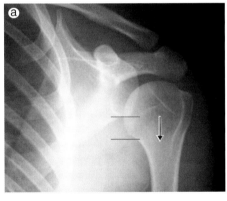
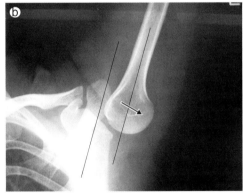

手术方法

1 关节镜检查

◉**有无创伤性病变**

　　首先在关节镜下检查关节内有无创伤性病变。

◉**检查关节囊的松弛程度**

　　通过检查前方关节囊、后方关节囊、腋窝部关节囊确认关节囊的松弛程度。

◉**检查前方、后方、下方的稳定性**

　　徒手检查前方、后方、下方的稳定性。因灌注液可导致肩关节周围组织肿胀，徒手稳定性的检查应在注水前进行，这样更容易获得正确的评估。然后插入探钩，检查有无Bankart损伤、HAGL损伤、Hill-Sachs损伤、SLAP损伤、肩袖撕裂、后方盂唇撕裂、反Bankart损伤等创伤性损伤。如果存在创伤性损伤，需要对其一一进行修复。

> ◆**手术技巧及注意事项**
>
> 　　关节肿胀后镜视下进行关节内的操作会变得困难，尤其是下方的处理会变得更困难，所以在关节镜检阶段就应立即制订手术方案，立即开始进行手术操作。

2 前下方关节囊的紧缩缝合

　　前下方关节囊的紧缩方法有两种：前方关节囊提升缝合术和关节囊热皱缩术。笔者对前方不稳较重的病例进行前方关节囊提升缝合术；需要对下方及后方的不稳进行辅助性处理时，采用关节囊热皱缩术。

◆ 前方关节囊提升缝合术

　　前方关节囊提升缝合术是把前方关节盂唇从关节盂剥离，然后把前方关节囊及盂唇向上方提升后，紧缩缝合关节囊的方法。这种缝合方法能获得更好的前方稳定性，操作起来有些复杂。对于没有前方盂唇损伤的病例，首先在3点（以右肩为例）的位置，在关节盂唇与关节盂之间放置剥离子，用锤子轻轻击打，剥离关节盂唇（**图1**）。

　　剥离该处盂唇后，继续向下方进行盂唇的剥离。剥离至6点后，再从3点向1点方向进行剥离。

　　如果发现合并有创伤性盂唇撕脱，按Bankart损伤修复的操作要领，从盂唇已经撕脱的部位向上、下两个方向进行盂唇的剥离。在距关节盂前缘5 mm的内侧植入4~5枚锚钉。进行缝合时，锚钉的缝线穿过下方的关节囊，使下方的关节囊向上方提升，达到紧缩缝合关节囊的目的（**图2**）。缝合时要使关节盂唇高于关节面，起到阻挡肱骨头脱位的效果（**图3**）。

◆ 关节囊热皱缩术 [1, 2]

　　关节囊热皱缩术是在关节镜下对松弛的关节囊进行热处理，使关节囊收缩，

图1 剥离前方关节盂唇的操作（右肩）

把骨锉插入关节盂与关节盂唇之间。用锤子轻轻敲击骨锉，把关节盂唇从1～6点完全剥离，剥离操作时可与刨刀合并使用。

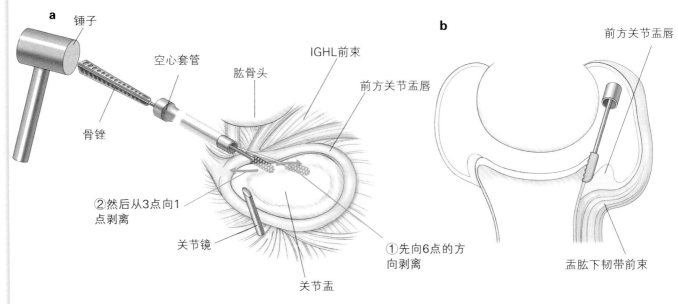

a

锤子

空心套管

骨锉

②然后从3点向1
点剥离

关节镜

关节盂

IGHL前束

肱骨头

前方关节盂唇

①先向6点的方
向剥离

b

前方关节盂唇

盂肱下韧带前束

图2 紧缩缝合前方关节囊

a.5点，3点半（第2个锚钉）

把IGHL前束向上方
提拉后进行缝合

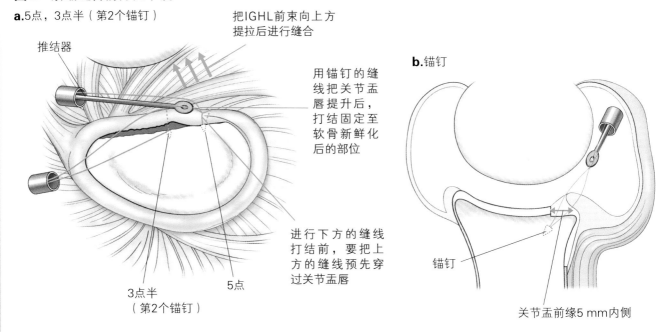

推结器

用锚钉的缝
线把关节盂
唇提升后，
打结固定至
软骨新鲜化
后的部位

b.锚钉

进行下方的缝线
打结前，要把上
方的缝线预先穿
过关节盂唇

3点半
（第2个锚钉）

5点

锚钉

关节盂前缘5 mm内侧

图3 前方关节囊提升缝合完成

缝合完成后，IGHL前
束向上方得到了提升

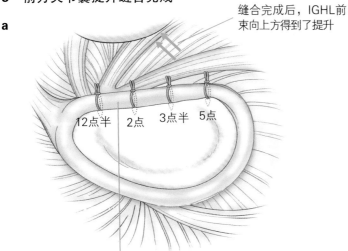

a

12点半 2点 3点半 5点

在4点处固定，修复前方
盂唇

修复后的关节盂唇像堤坝一样
高于关节面（起到阻挡效果）

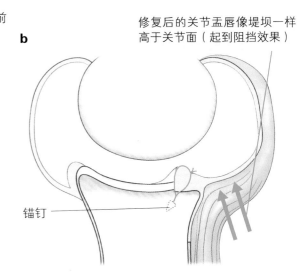

b

锚钉

减少关节腔的容量，使肩关节稳定。最近，有学者对该术式的有效性持怀疑态度，所以热皱缩术已不作为单独的术式使用，目前只作为便捷的紧缩关节囊的辅助方法。热皱缩术从前关节囊下方的IGHL前束开始进行。通过加热（操控热能输出、作用时间及操作次数），使松弛的关节囊变紧张并发生颜色的改变。热皱缩术有使关节囊全部加热（paint brush）法和间隔加热（grid）法。考虑到有利于促进组织再生的因素，笔者进行热皱缩操作时采用grid法，保留一定距离的短条状的正常组织（**图4**）。通过逐次的热皱缩操作，松弛的关节囊或重新变得紧张起来，

图4　关节囊热皱缩术（grid 法）

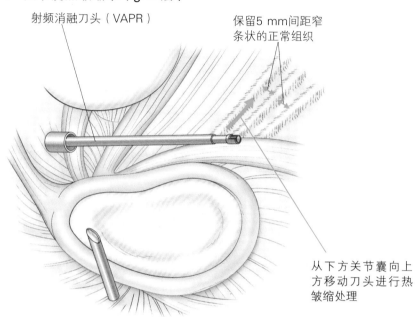

射频消融刀头（VAPR）

保留5 mm间距窄条状的正常组织

从下方关节囊向上方移动刀头进行热皱缩处理

图5　热皱缩前后的关节囊
a.术前。前下方的关节囊松弛（箭头所指）。
b.热皱缩术后即刻。下方关节囊变紧张（箭头所指）。

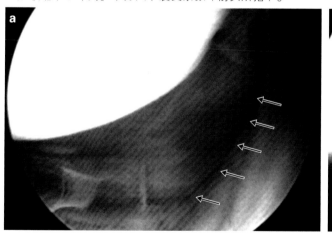
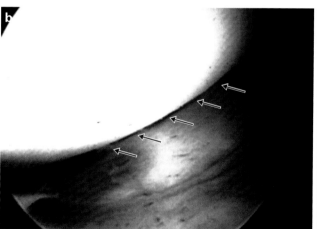

关节囊的容积也会变小（**图5**）。

3 紧缩缝合后下方关节囊

前方关节囊的处理完成后，开始进行后方关节囊的紧缩缝合。从前方入路插入关节镜观察，从后方入路插入器械，把后下方的关节囊提升后，紧缩缝合。前方及后方入路是常用的手术操作入路。

◆ 切开关节囊

首先把后关节囊从6~9点（以右肩为例）用射频消融刀头切开，切开的关节囊的部位距盂唇外侧约1 cm（**图6**）。

在关节囊切开前，从后方入路插入缝合器械（笔者使用Linvatec公司的缝合钩），在切开关节囊之前把缝合关节囊的缝线预先穿过关节囊。关节囊切开后可通过切口观察到下方冈下肌的肌纤维。腋神经在关节盂下方1 cm处通过[2]，为了避免损伤腋神经，可使用尖端较细的钩状射频消融刀头切开关节囊。

> **手术技巧及注意事项**
> 切开后关节囊之前，要确认缝合钩是否穿过了要切开的关节囊。

图6 切开后下方关节囊

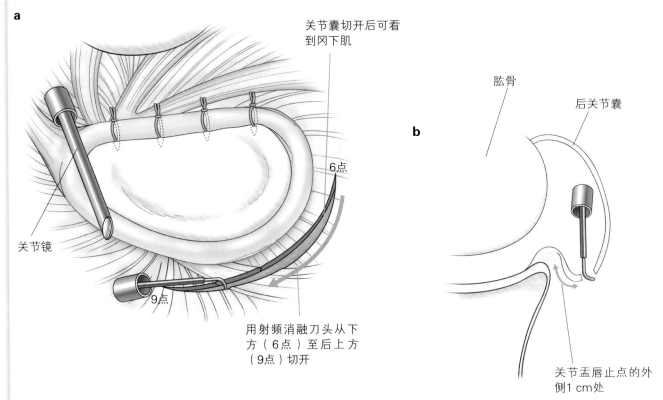

a

关节囊切开后可看到冈下肌

6点

关节镜

9点

用射频消融刀头从下方（6点）至后上方（9点）切开

b

肱骨

后关节囊

关节盂唇止点的外侧1 cm处

图7 紧缩缝合后关节囊

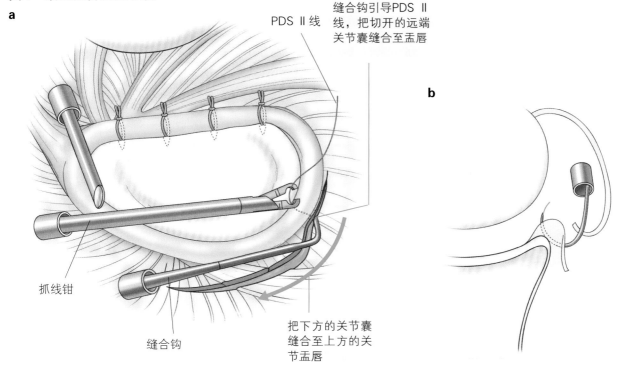

a

PDS Ⅱ线

缝合钩引导PDS Ⅱ
线，把切开的远端
关节囊缝合至盂唇

b

抓线钳

缝合钩

把下方的关节囊
缝合至上方的关
节盂唇

◆ 提升缝合紧缩关节囊

依次把切开的关节囊由下向上提升后，缝合至关节盂唇。进行缝合操作时，先用PDS Ⅱ线通过缝合钩穿过缝合的部位作为导线（**图7**），然后在关节外用该导线把结实的编织缝线引入关节内。

缝合从最下方的关节囊开始，每一点钟缝合一处。通常需要进行3~4处的缝合，缝合后提升关节囊的打结操作也是从最下方开始（**图8、图9**）。如果术前关节盂唇有撕脱，需要使用锚钉进行紧缩缝合。关节囊提升缝合完成后，再次徒手施加后方的应力，检查后方的稳定性是否得到了改善。

◤难点解析◢

前下方及后下方关节囊的处理较难时！

如果处理前下方及后下方关节囊用常规的前方及后方入路较难时，需要重新建立前下方5点入路及后下方7点入路。

---

4 紧缩缝合肩袖间隙

肩袖间隙（rotator interval，RI）从解剖构造上为冈上肌腱与肩胛下肌腱之间的膜状结构，作用是缓冲冈上肌腱与肩胛下肌腱力的作用方向的不同。RI参与肩关节的稳定性，该部位紧缩缝合后可提升关节囊的张力，减少关节囊的容积，改善关节前方及下方的稳定性[3]。关节囊的提升缝合完成后，如果需要进一步增加下方及前方的稳定性，可追加缝合RI。在后方关节镜视下，从前方进行缝合RI的操作，上方入路可作为工作入路。

保留RI的边缘部，把RI的中央部刨削新鲜化后，进行紧缩缝合。在靠近RI的近端侧，把MGHL与SGHL进行侧侧缝合。进行该缝合操作时，注意不要把关节外

图 8 缝线的打结

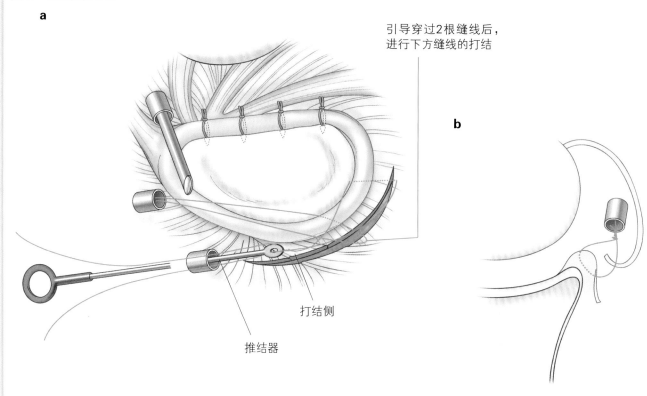

a

引导穿过2根缝线后，进行下方缝线的打结

b

打结侧

推结器

图 9 完成后关节囊的紧缩缝合

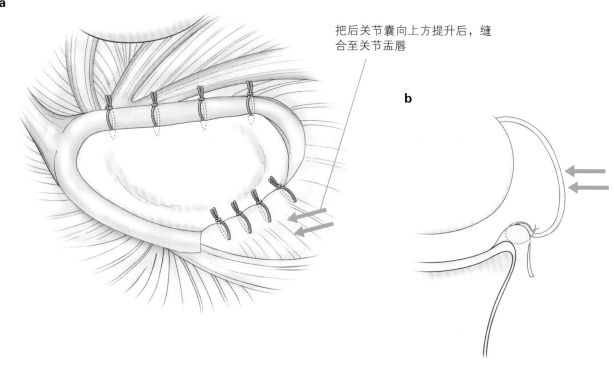

a

把后关节囊向上方提升后，缝合至关节盂唇

b

的软组织带入缝线中（**图10**）。利用上方的工作入路，在关节外打结，并把线节推入关节内，在镜视下打结，紧缩RI（**图11**）。重复同样的操作2～3次，完成RI的紧缩缝合（**图12**）。

最后徒手施加前方、下方及后方的应力，检查肩关节的稳定性，完成手术。

> **手术技巧及注意事项** ....
> 进行 RI 的缝合操作时，不要带入关节外的软组织。

图 10 紧缩缝合肩袖间隙

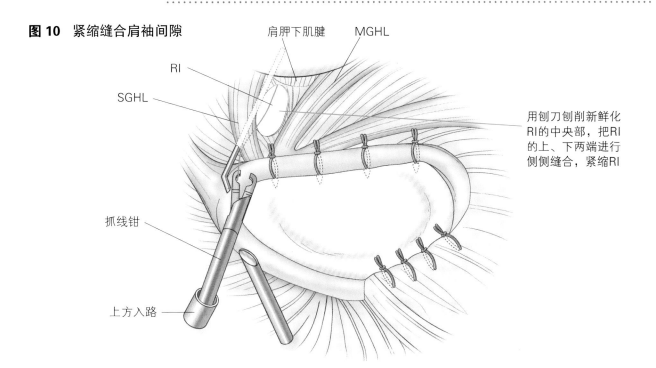

肩胛下肌腱　MGHL

RI

SGHL

用刨刀刨削新鲜化RI的中央部，把RI的上、下两端进行侧侧缝合，紧缩RI

抓线钳

上方入路

图 11 SGHL 与 MGHL 进行侧侧缝合

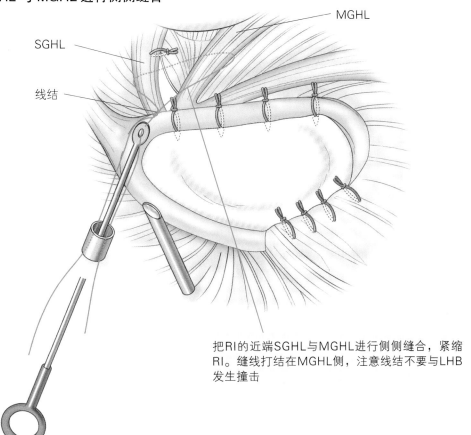

MGHL

SGHL

线结

把RI的近端SGHL与MGHL进行侧侧缝合，紧缩RI。缝线打结在MGHL侧，注意线结不要与LHB发生撞击

图 12 完成 RI 的紧缩缝合

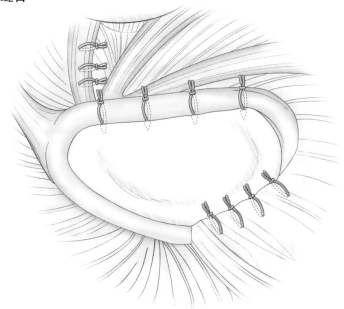

典型病例影像

【病例】 术后

左肩（后下方）不稳，术后1年。
ⓐ肱骨头后下方的移位消失（箭头所指）。
ⓑ术前运动时的疼痛及半脱位感消失，可完成最大前屈上举动作。

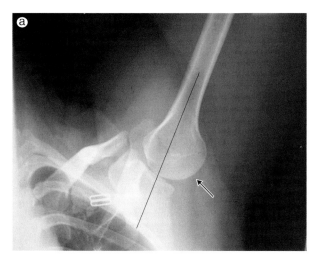

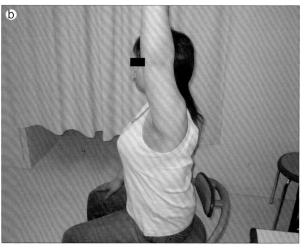

术后并发症及处理方法

◆ 肩部肿胀

　　手术时间越长，灌注液导致的肩部肿胀越严重。术后为了使灌注液能够渗出，手术切口不要缝合得过紧。

◆ 腋神经麻痹

　　使用射频消融刀头切开后下方的关节囊时，有损伤腋神经的风险。在进行关节囊的切开时，刀头不要过深地进入软组织。

康复治疗

　　术后第2日拔出关节内引流管。

　　肩部术后制动3周，以后开始进行活动度及肌力训练。

　　术后3个月开始针对患肢进行较轻度的运动康复训练，根据肌力及活动度的恢复情况，决定术后6个月是否可以完全恢复正常的运动。

● 文献

［1］岡村健司.Loose shoulder に対する shrinkage 手術. 整・災外, 2000, 43：923–930.

［2］岡村健司.不安定肩に対する関節鏡視下 thermal capsular shrinkage// 新 OS NOW No.27 整形外最新技術 – 手技のポイントとコツ, 2005, 9–14.

［3］岡村健司, 広瀬聡明, 滝内敏朗.多方向不安定性を合併した反復性肩関節脱臼に対する鏡視下手術 // 整形外科最小侵襲手術ジャーナル, 2006, 40：46–53.

肩关节镜手术

镜视下冻结肩的关节松解术

熊本大学研究生院生命科学研究部运动骨骼病理学副教授　井手淳二

手术指征

冻结肩患者肩关节的主、被动活动，在各个方向均受限，而且没有明确的发病原因，有特发性冻结肩，外伤或糖尿病等全身疾病导致的继发性冻结肩[1]。

特发性冻结肩原则上采用保守治疗，保守治疗的有效率达90%。继发性冻结肩的治疗多较困难，而且需要针对病因进行治疗。原则上肩关节持续疼痛3个月以上，并且伴有活动范围的下降，经过3~6个月的保守治疗无缓解的难治性冻结肩具有手术指征。经4~6周入院保守治疗无效者，可认为是到达了保守治疗的极限。

保守治疗包括功能康复、应用消炎镇痛剂、激素封闭、注射玻璃酸钠，以及关节内囊扩张术。

术前准备

术前进行以改善活动范围为中心的康复训练，去除因肩关节周围肌肉挛缩导致的肩关节外因性挛缩，对术后活动度的顺利恢复非常重要。

手术方法

1 全麻下肩关节活动范围的评估与徒手肩关节松解

患者全麻仰卧位，术者确认患者肩关节的活动度后，按以下顺序小心地进行徒手松解术。①肩胛骨平面的前屈上举。②外展位下的外旋、内旋。③体侧下垂位的外旋、内旋。④水平位内收。

按以上顺序进行徒手松解，并确认肩关节活动受限的方向。多数情况下在体侧下垂位，会残留外旋与内旋的活动受限。然后转入镜视下手术，进一步解决残留的活动受限问题。

2 镜视下关节囊松解术[1]

患者取侧卧位，患肢使用牵引架，并用3 kg的重量进行牵引。首先从后方入路进镜观察。因全麻后已经徒手进行了关节囊的松解，关节腔已经变得相对松弛，可以容易地从后方入路插入关节镜。镜下可以发现因前方及前下方关节囊的撕裂，关节腔内有出血。

◎**松解前上方关节囊（图1）**

确认LHB及肩胛下肌后，在两者之间的肩袖间隙建立前方入路。使用射频消融刀头切除增生肥厚并瘢痕化的肩袖间隙，并切断SGHL、MGHL和IGHL。上述操作结束后，可观察到关节外的喙肱韧带和喙突，并进一步切断喙肱韧带。在距离关节盂1~1.5 cm处，进行切断关节囊的操作。

◎**松解后上方关节囊（图2）**

从上方开始向后方用射频消融刀头进行松解，与已经完成松解的肩袖间隙相连续。前方入路进镜观察，从后方入路用射频消融刀头松解后关节囊。

图1　镜下关节囊松解术

a. 前上方的松解

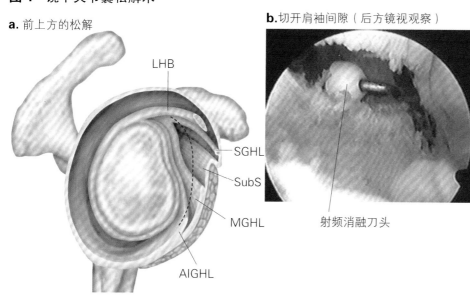

b. 切开肩袖间隙（后方镜视观察）

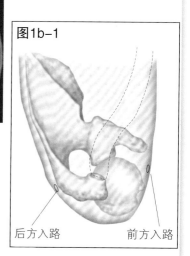

射频消融刀头

图1b-1

后方入路　　前方入路

图2　松解后上方关节囊

用射频消融刀头沿虚线切开后上方处的关节囊。

a. 松解后上方关节囊

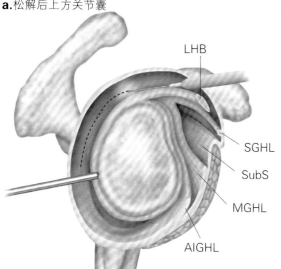

b. 切开上方关节囊（后方镜视观察）

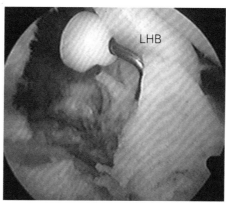

LHB

●切开肩胛下肌肌膜（**图3**）

完成图1、图2的操作后，仍然无法获得满意的外旋活动度时，从前方入路插入射频消融刀头，切开肩胛下肌在关节内的2～3处肌膜，通过延长肩胛下肌，改善外旋的活动范围。

●肩峰下滑囊的处理（**图4**）

从后方或外侧入路镜视下观察肩峰下滑囊，如果有粘连或滑膜增生，从前方或外侧入路插入射频消融刀头切除增生的滑膜并松解瘢痕粘连组织。如果有肩峰下表面的磨损（erosion），与其相对应的肩袖滑囊侧可能会有对吻损伤（kissing lesion）。

图3　切开肩胛下肌肌膜

切开关节腔内的肩胛下肌部分肌膜。

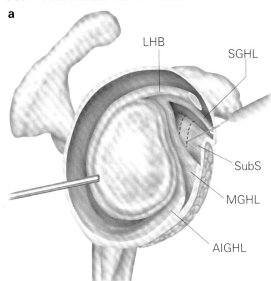

a

切开肩胛下肌在关节内的部分肌膜（后方镜视下观察）。

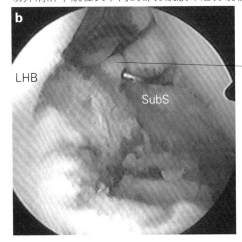

从前方入路插入射频消融刀头

图4　肩峰下滑囊的处理

肩峰下滑囊的处理。

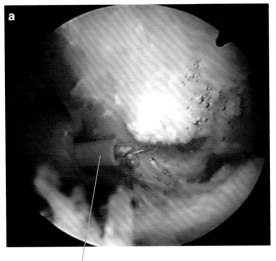

用射频消融切断喙肩韧带

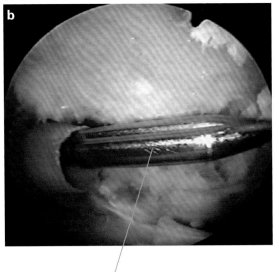

切除肩峰下表面的增生骨棘后所见

84

对怀疑有肩峰下撞击的病例，用射频消融刀头切断喙肩韧带。肩峰下表面如果有骨棘增生，用磨钻切除增生的骨棘。

难点解析

处理出血的对策

　　术中最大的问题是出血。术中应进行控制性降压（收缩压 <100 mmHg）。全麻下徒手松解后，若肩袖间隙及前方的关节囊因破裂而出血，可用射频消融刀头进行止血。如果合并有滑膜炎，也容易发生出血，用射频消融切除增生的滑膜。调整灌注泵的压力，可起到止血的作用。

◆ 功能锻炼

　　术后用三角巾或外展支具制动。术后次日起使用持续被动运动（CPM）机进行内旋及外旋的运动（**图5**），并在物理治疗师的帮助下，开始进行前屈上举的被动活动锻炼。

　　随着肌力的恢复，从在木棒辅助下的主动运动康复逐渐过渡到完全主动运动康复。进行主动康复锻炼时，采用仰卧位固定肩胛骨，进行前屈上举、内旋及外旋的康复。出院后可以追加进行毛巾体操[2]等训练。

◆ 确定影响活动的因素，镜下松解关节囊

　　全麻下仰卧位确认关节的活动度，小心徒手松解。再次检查确认残留活动受限的程度。影响外旋的因素包括肩袖间隙、前关节囊、肩胛下肌及喙肱韧带。影响内旋及水平内收的因素为后关节囊。

◆ 合并肩袖部分撕裂的病例

　　合并肩袖滑囊侧部分撕裂是一部分肩峰下滑囊发生粘连的原因。笔者的经验，

图5　使用CPM机进行肩关节的内旋、外旋运动

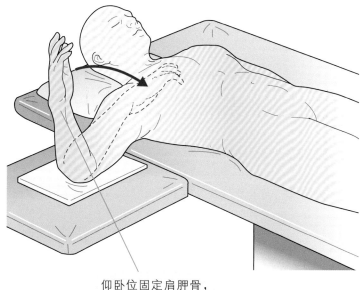

仰卧位固定肩胛骨，在肩关节轻度外展位，进行内旋及外旋的康复锻炼

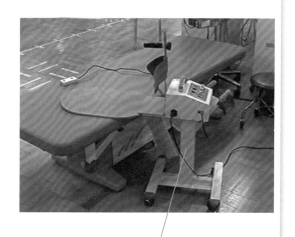

患者可以自己控制CMP（Advanfit公司产品）的角度及运动速度

30%的特发性冻结肩，90%的外伤性冻结肩中可出现这样的情况，所以需要进行肩峰下滑囊的处理。如果撕裂的深度超过50%肩袖附着部（约10 mm），需要进行肩袖的修复术；如果小于50%，可仅行清创术。如果不同时进行肩袖的处理，患者会因疼痛影响术后的康复锻炼。

并发症的预防

镜视下松解关节囊时，为了避免射频消融刀头损伤腋神经，不切开IGHL（下关节囊）。徒手暴力下松解，有时会发生骨折，所以术者要小心地用单手进行徒手松解。

康复治疗

本文介绍的方法，可以获得良好的术后疗效。获得关节活动度及在无痛的条件下维持活动度很重要。在肌力没有完全恢复的术后1个月内，最容易发生功能的丢失，导致再次挛缩。所以术后早期使用CPM机进行康复锻炼，有助于获得良好的术后疗效。

● 文献
[1] IDE J, TAKAGI K. Early and long-term results of arthroscopic treatment for shoulder stiffness. J Shoulder Elbow Surg, 2004, 13：174-179.
[2] 井手淳二. 五十肩に対する手術療法. 臨床リハ, 2009, 18：718-722.

肩关节镜手术

肩胛上神经麻痹
镜视下肩胛上横韧带切断术·肩部腱鞘囊肿切除术

整形外科北新医院上肢人工关节·内窥镜中心主任 **末永直树**
整形外科北新医院上肢人工关节·内窥镜中心副主任 **大泉尚美**

手术指征

一般在肩胛上切迹部有肩胛上横韧带，而由肩胛上横韧带导致的肩胛上神经卡压可出现肩部的静息痛、深部痛、冈上肌及冈下肌的肌力减弱等症状，诊断上需要依据有CT或MRI上的肌萎缩所见，神经传导速度及诱发电位证实有神经麻痹的存在。

然而合并有较大肩袖撕裂的病例，同样会呈现静息痛、深部痛、冈上肌及冈下肌的肌力低下及肌萎缩的症状，对于有高度肌萎缩的病例，依靠诱发电位进行诊断常较困难。笔者曾报道过，在肩峰后角至腋窝后方有感觉异常者，对于诊断肩胛上神经麻痹有帮助[1]。

笔者所在的内窥镜中心认为具有下述表现者，有行镜下肩胛上横韧带松解术的手术指征：肩部疼痛、明显的肩外展外旋肌力低下、冈上肌及冈下肌萎缩、肩胛上神经支配区域感觉异常，肩胛上神经封闭后疼痛减轻并且感觉异常加重。

腱鞘囊肿所导致的肩胛上神经麻痹，压迫多发生在冈盂切迹处，引起肩胛上神经的冈下肌分支的麻痹，症状表现为肩后方的钝痛及冈下窝的压痛，肩关节外旋肌力减弱，以及伴有腋窝后方的感觉障碍[2]。

冈下肌分支麻痹的手术指征：明显的肩关节外旋肌力减弱，MRI可见冈下肌萎缩，且T2增强像可发现一较大、密度均一的高信号占位性病变。

冈盂切迹处的腱鞘囊肿所导致的肩胛下神经麻痹的镜下切除术有两种方法：关节内切除法和肩峰下滑囊侧入路切除法。笔者认为发生腱鞘囊肿的病例多合并关节囊或关节盂唇的变性、撕脱等基础性病变，所以基本都采用关节内切除法。本文重点介绍关节内切除法。

术前再确认

◆ 神经功能障碍再确认

术前再次检查肩外展、外旋肌力，详细检查有无感觉障碍。从肩峰的后角开始可能会发现呈扇形放散状的感觉异常。有时需要鉴别因颈椎疾病导致的C5麻痹，所以要进行Jackson test，Spurling test，以及颈椎的影像检查排除颈椎病。肌电图检查可发现冈上肌及冈下肌失神经支配所见（出现纤颤电位、正锐波及巨大电位等），从Erb点至冈上、冈下肌运动神经传导速度可出现4 ms以上的延迟或发现健侧、患侧有明显的差别。

◆ 肩胛切迹形态的再确认

在行镜下肩胛上横韧带切除术前，必须进行3D-CT检查，术前确认肩胛上切迹的形态。根据病例的不同，可能会发现有的病例骨棘增大，切迹变小（**图1**），有的病例会发现韧带的骨化（**图2**）。合并有腱鞘囊肿的病例，术前必须进行MRI T2增强的冠状位、矢状位及轴位像的扫描，并且术前需要预估囊肿距离关节盂的距离。

◆ MRI再确认

MRI检查确认冈上肌、冈下肌有无肌肉萎缩，有无腱鞘囊肿的存在，确认囊肿所在的部位。

◆ 体位、麻醉再确认

患者取沙滩椅位，患肢用牵引架或蜘蛛臂（Spider Limb PositionerTM，Smith & Nephew，MA，USA）维持体位。消毒范围要到达颈部，铺无菌单要完全暴露肩胛骨。稍微垫高患侧，便于术中的操作。

◆ 手术器械再确认

常规准备镜下使用器械（关节镜套装，电动刨刀，用于汽化软组织的射频消融刀头，镜下用钳等）。腱鞘囊肿的病例常常合并后上方盂唇的撕脱，所以也要常规准备镜下缝合器械。

图1 肩胛上横韧带骨化，因骨棘增生，出现肩胛上切迹狭窄的病例

图2 肩胛上横韧带完全骨化的病例

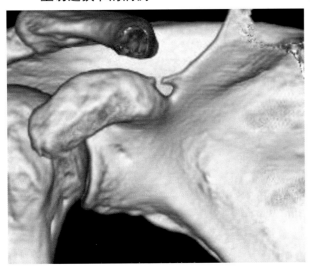

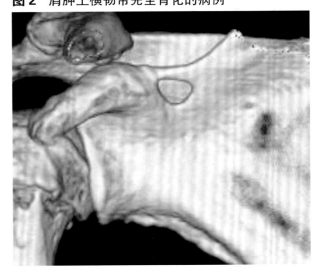

手术概要

◆ 镜下切除肩胛上横韧带

1 建立肩胛上神经（SN）入路

2 建立观察入路

3 建立工作入路

4 切除软组织与保护肩胛上动脉

5 切除肩胛上横韧带

6 松解肩胛上神经

◆ 肩部腱鞘囊肿切除术

1 建立观察入路

2 建立工作入路

3 无液体灌注关节镜（dry arthroscopy）

4 关节腔内寻找病变，切开关节囊与摘除囊内容物

5 修复后上方盂唇

典型病例影像

【病例1】 术前

男，61岁。
ⓐ外观所见。左肩峰后外侧痛觉减退约50%。
ⓑMRI T2增强像。冈上肌及冈下肌出现肌肉萎缩。

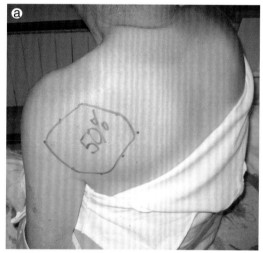

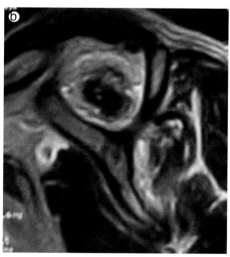

【病例2】 术前

男，37岁。
ⓐ后方外观所见。
ⓑ后上方俯瞰外观。右冈下窝发现肌肉萎缩，主动外旋时更明显。
ⓒ腱鞘囊肿病例的术前MRI T2冠状位增强像。冈上窝发现质地均一的高信号占位性病变。
ⓓMRI T2矢状位增强像。
ⓔMRI T2水平位增强像。

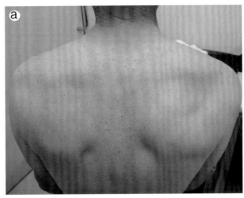
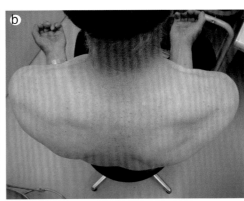

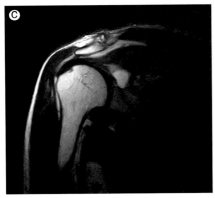
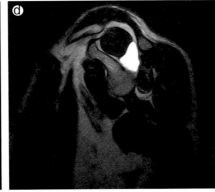
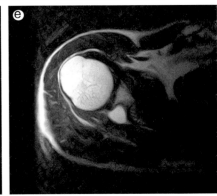

手术方法

镜下切除肩胛上横韧带

1 建立肩胛上神经（SN）入路

　　笔者研究发现肩胛上切迹位于肩峰前内侧角与肩胛冈内侧缘连线中点的下方，稍偏于冈上窝的前外侧（**图3**）。

　　术前需将肩峰前内侧角与肩胛冈内侧缘连线的中心点用记号笔进行标记

图3　肩胛上切迹的位置

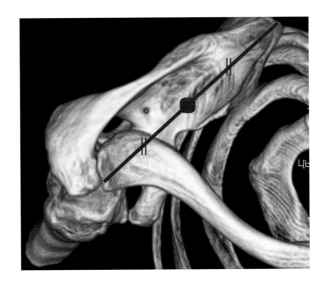

（**图4**）。建立入路操作时，首先从中心点向身体的中轴线方向插入关节镜的穿刺锥内芯，使穿刺锥内芯的尖端抵达冈上窝。沿冈上窝向前外侧滑动穿刺锥内芯的尖端，可感触到触及喙突的基底部及肩胛切迹处，抵达肩胛切迹后，小心地保持穿刺锥的方向（**图5**）。此刻通过穿刺锥内芯的尖端上方可触及韧带，向下方及内侧可触及骨性的肩胛上切迹。

2 建立观察入路

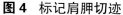

观察入路偏向后方，冈上肌的肌腹会妨碍对肩胛上横韧带的观察；观察入路偏向远端，冈上肌的肌腹也会妨碍镜下的观察。观察入路应建立在肩峰中央偏外侧约2 cm处（**图6**）。

图4 标记肩胛切迹

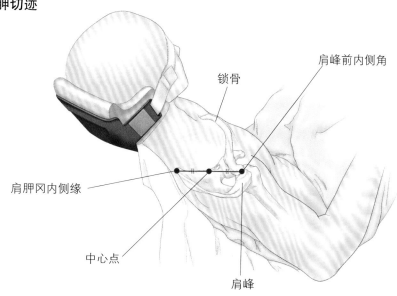

锁骨

肩峰前内侧角

肩胛冈内侧缘

中心点

肩峰

图5 肩胛上切迹

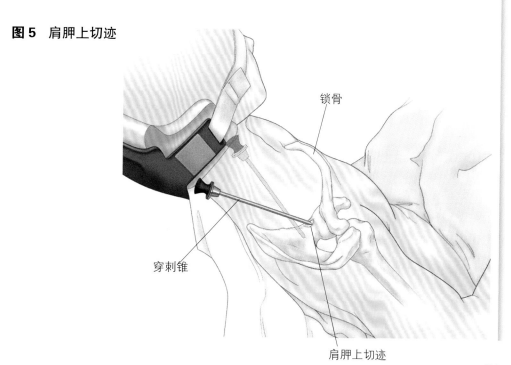

锁骨

穿刺锥

肩胛上切迹

图 6 建立观察入路

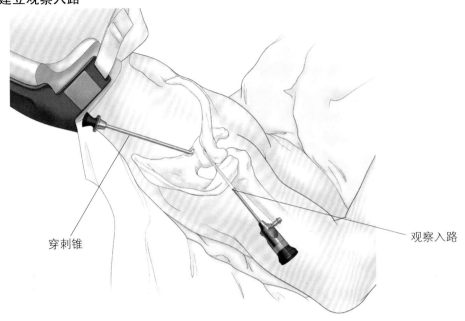

穿刺锥

观察入路

图 7 建立工作入路

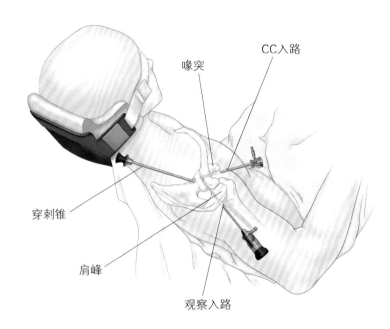

喙突

CC入路

穿刺锥

肩峰

观察入路

3 建立工作入路

　　工作入路建立在喙突尖端与锁骨之间 , 称作喙锁（Coracoclavicular，CC）入路（**图7**）。

4 切除软组织与保护肩胛上动脉

　　让助手把持尖端抵止在肩胛切迹的穿刺锥内芯，从外侧观察入路插入关节镜。然后从肩胛上神经入路插入带吸引的刨刀或射频消融刀头，吸引的同时用刀头切除周围的软组织，确保视野清晰。注意寻找肩胛上动脉，绝不可以强行用刀头抵住软组织进行切除操作。操作时为避免造成神经损伤，应确保穿刺锥尖端有充分的操作空间，并应确保操作方向准确。因为下方是冈上肌，前方是肩胛上神经，所以使用射频消融时，刀头面向上方及后方使用会比较安全。

确定肩胛上横韧带的要点：

（1）经过韧带上表面的肩胛上动脉可作为寻找肩胛上韧带的标志（**图8**）。

（2）沿喙突基底部的内侧缘进行寻找。

（3）沿冈上肌的前缘进行寻找。

有报道，肩胛上动脉有时在肩胛上横韧带的下方通过，所以寻找时要注意。

5 切除肩胛上横韧带

找到肩胛上横韧带后，确认其下方的肩胛上神经。用剪刀或蓝钳等器械切除肩胛上横韧带（**图9**）。如果韧带较薄弱，可以使用穿刺锥内芯的尖端切断韧带。

如果从前方的工作入路进行切除的操作较困难，可让助手从 SN 入路用 Trocar 内芯牵开冈上肌，或从肩胛上神经入路用穿刺锥内芯的尖端直接切断韧带。如果肩胛上切迹部有增生的骨棘，可用蓝钳进行切除（**图9-1**）。

图8　确定肩胛上横韧带的要点

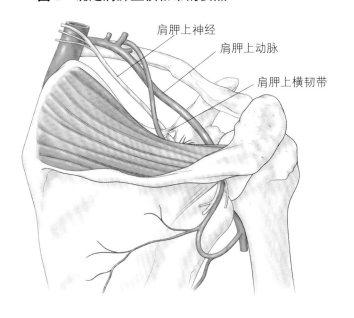

图中标注：肩胛上神经、肩胛上动脉、肩胛上横韧带

图9　切除肩胛上横韧带

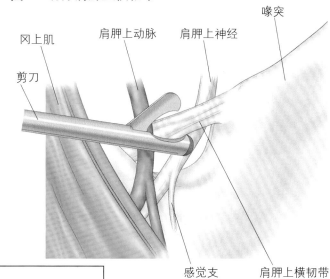

图中标注：冈上肌、肩胛上动脉、肩胛上神经、喙突、剪刀、感觉支、肩胛上横韧带

图 9-1 切除增生的骨棘

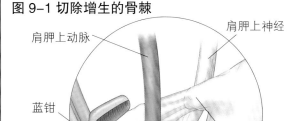

图中标注：肩胛上动脉、肩胛上神经、蓝钳、骨棘

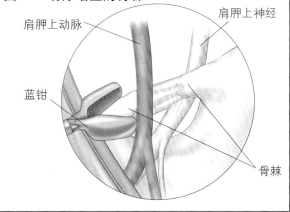

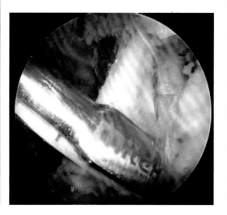

图 10　松解肩胛上神经

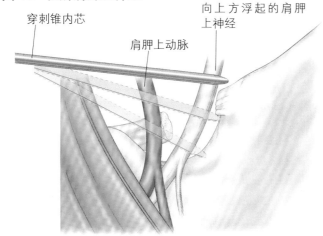

穿刺锥内芯

肩胛上动脉

向上方浮起的肩胛
上神经

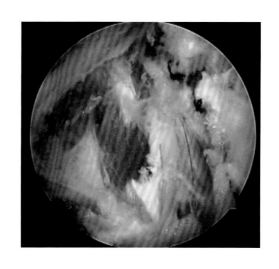

图 11　建立观察入路

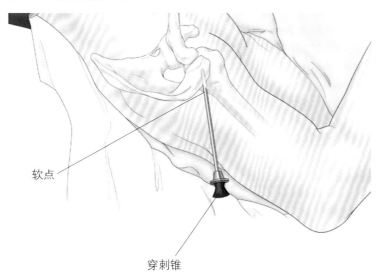

软点

穿刺锥

6　松解肩胛上神经

　　用穿刺锥内芯尖端剥离神经周围的组织，使受压的神经向上方浮起（**图10**）。有时肩胛上横韧带可能是两条，即存在二分韧带，所以在韧带切断后，要再次确认神经是否还存在受压的情况。

肩部腱鞘囊肿切除术

1　建立观察入路

　　观察入路为常规的肩关节后方入路（**图11**）。具体地讲，在肩峰后角内侧1横指，稍偏向远端肩关节的软点处进行约8 mm的皮切。在皮肤切口处，用穿刺锥对准喙突尖端的方向，插入关节腔。如果后方的关节囊较厚，可使用尖端锐利的穿刺锥贯穿后关节囊。

2 建立工作入路

通常在喙突外侧的软点处经肩袖间隙建立前方入路作为工作入路（**图12**）。当需要进行后上方盂唇的缝合时，要在肩峰后角中央的外侧2 cm处，经冈下肌腱追加建立后外侧入路。

3 无液体灌注关节镜（dry arthroscopy）

为了确定腱鞘囊肿的位置，首先在无液体灌注下进行关节镜检。可发现后关节囊因腱鞘囊肿的压迫出现膨隆现象，较容易发现囊肿的部位。

4 关节腔内寻找病变，切开关节囊摘除囊与囊内容物 难点

在较容易确定囊肿的部位、镜检也未发现有盂唇的撕脱情况下，直接切开关节囊，会发现从囊内有黄色较黏稠的液体流出。然后用刨刀切除囊肿部位的关节囊及囊壁，直到露出肌肉组织。

在无法发现囊肿时，通过术前的MRI检查结果进行定位，预判需要切开关节囊的部位，从前方入路插入探钩在预判的部位开孔，检查有无囊肿内容物流出（**图13**）。

> **手术技巧及注意事项**
>
> 在检查有无囊肿内容物流出时，由于灌注液会稀释囊肿流出的内容物，容易漏掉囊肿，所以观察要仔细，操作时水压不要过高。

图 12 建立工作入路

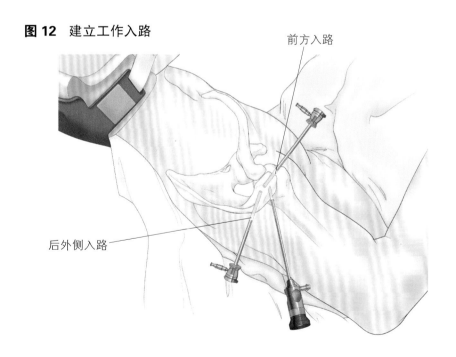

前方入路

后外侧入路

95

图 13 流出的囊肿内容物

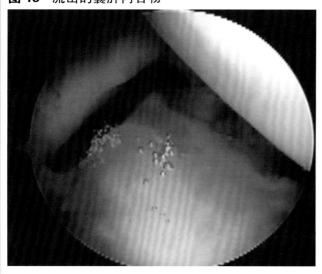

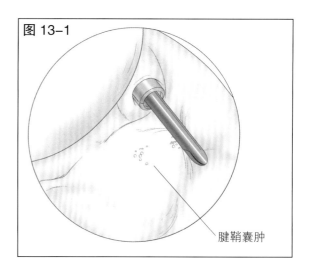

图 13-1

腱鞘囊肿

图14 褥式缝合

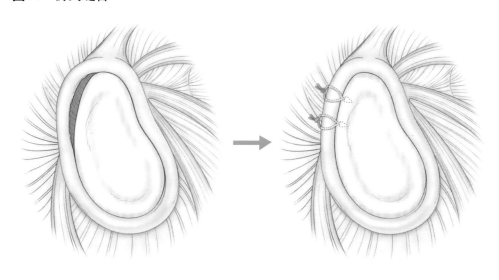

5 修复后上方盂唇

    如果有后上方盂唇的撕脱，可从后外侧入路植入锚钉进行修复。笔者喜好使用褥式缝合的方法（**图14**）。

> **手术技巧及注意事项**
>
>   确认腱鞘囊肿所在的部位非常重要。所以术前要进行 MRI 检查，预判囊肿所在部位。在无液体灌注下，镜检找出关节囊膨隆的部位是关键点。进行囊壁切除时，注意冈盂切迹处的神经、血管。

典型病例影像

【病例2】 术后

ⓐ术后1年MRI T2冠状面增强像。
ⓑ矢状位像。
ⓒ水平位像。
术前的高信号占位影像消失，无复发。

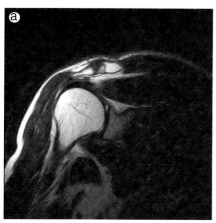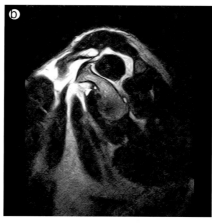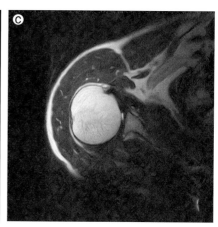

并发症与解决对策

手术的并发症有血管神经损伤、感染等。尤其是镜下进行肩胛上横韧带切断术时，由于耗时较长，高压灌注液会波及颈部及胸部，导致肿胀，可能会压迫气管影响呼吸，灌注液进入血管可导致体液循环量的增加，引起心功能不全。

解决对策：

（1）技巧熟练后进行该手术的操作。

（2）灌注液的压力不能过高。

（3）全麻不使用喉罩，使用气管插管。

（4）有心脏疾病的患者可能会发生心功能不全，术中要时刻留意。

（5）尽可能在短时间内完成手术。

（6）如果镜下无法发现作为标志物的肩胛上动脉，应果断地改用直视下切开，完成手术。

康复治疗

术后不需要进行外固定制动，术后数日起就可以开始进行冈上肌、冈下肌的肌力锻炼，以及关节活动度的锻炼。如果对合并病损进行了处理，功能康复需要按该合并病损的术后处理方法进行。

●文献
［1］末永直樹, 大泉尚美, ほか. 肩外側後面の感覚障害は肩甲上神経麻痺の所見として有用か？ 肩関節, 2008, 32（3）: 661-664.
［2］池上博泰, 小川清久, ほか. 肩甲上神経麻痺に対する知覚検査. 肩関節, 2007, 31（2）: 429-432.
［3］LAFOSSE L, et al. Arthroscopic release of suprascapular nerve entrapment at the suprascapular notch: technique and preliminary results. Arthroscopy, 2007, 23: 34-42.

肘关节镜手术

肘关节镜手术相关解剖知识与基本手术技巧

札幌第一医院副院长 **青木光广**

随着肘关节镜的普及，为了使医生能安全有效地实施肘关节镜手术，需要对医生进行关节镜手术技术的继续教育，萨瓦（Savoie）[1]制定了一个培养肘关节专家的研修指南，其中最重要的环节就是如何避免神经损伤。根据报道，肘关节镜手术神经损伤并发症的发生率为0~14%[2,3]，梅奥诊所（Mayo Clinic）的437例肘关节镜手术的临床结果，其中12例发生了神经的不完全损伤[2]。神经损伤中尤其需要注意的是桡神经深支的损伤，因为肘关节镜的入路，从解剖上非常接近桡神经的深支[3]。

本文将对进行肘关节镜手术时所涉及的肘关节的关节囊、韧带、周围组织的解剖知识，以及与桡神经、正中神经、尺神经的位置关系，还有肘关节镜的基本技术进行介绍。

肘关节镜手术相关的解剖知识

肘关节囊的位置与动态变化

◆ 前关节囊

肘关节前方的关节囊较薄，有伸缩性，覆盖肱骨小头、桡骨头及冠突，前关节囊的外侧覆盖肱骨小头的外侧面。前关节囊在肘关节伸直位至屈曲45°时处于紧张状态，屈曲超过45°时处于松弛状态（**图1**）。

肱骨小头的外侧关节囊紧邻旋后肌及桡侧腕长伸肌、腕短伸肌在肱骨侧的起始部。旋后肌起于外侧副韧带及肱骨小头外侧覆盖的关节囊前外侧，斜向内侧走行覆盖桡骨的头、颈部。桡侧腕短伸肌起于肱骨外上髁，向远端走行覆盖旋后肌在肱骨的起始部（**图2**）。

在肘关节的外侧有一围绕桡骨头颈部的环状韧带，该韧带起自尺骨近端的前方及后方，向外上髁延伸，与外侧副韧带相连（**图3**）。桡侧腕伸肌、指伸肌、尺侧腕伸肌的起始联合腱与外侧副韧带相连。

前方及前内侧的关节囊覆盖尺骨冠突，滑车的前面、内侧面，冠突窝。冠突的基底部为肱肌的止点（**图1**）。尺骨冠突与肱骨滑车的前方有相连的关节囊，肱肌远端的肌纤维及腱性组织在关节囊的上方走行。在前内侧关节囊的深层有内侧副韧带的前束，其起自肱骨内上髁，止于冠突的内侧（**图4**）。

图1 肘关节前关节囊

a. 肘关节伸直位

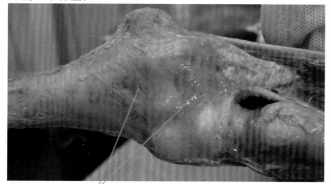

前关节囊

b. 肘关节屈曲45°

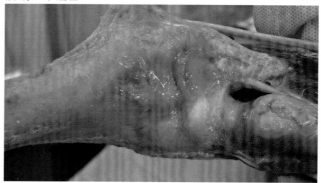

肘关节伸直位至屈肘 45° 时前关节囊处于紧张状态，屈肘超过 45° 时前关节囊松弛

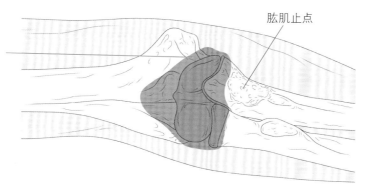

前关节囊的外侧覆盖肱骨小头的外侧面，前侧覆盖肱骨小头、桡骨头及冠突

肱肌止点

图2 旋后肌及桡侧腕短伸肌在肱骨的起始部

a. 肘关节前外侧面

旋后肌在肱骨的起始部

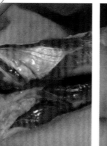

旋后肌起于外侧副韧带及肱骨小头外侧覆盖的关节囊前外侧，斜向内侧走行覆盖桡骨的头、颈部

b. 肘关节外侧面

桡侧腕短伸肌起始部

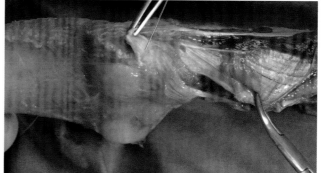

桡侧腕短伸肌起于肱骨外上髁，向远端走行覆盖旋后肌在肱骨的起始部

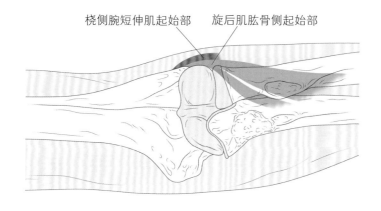

桡侧腕短伸肌起始部　旋后肌肱骨侧起始部

图3　环状韧带及外侧副韧带

环状韧带起于尺骨近端的前方及侧后方，环绕桡骨的头、颈部（a），环状韧带与发自外上髁的外侧副韧带相连（b）。

a. 肘关节伸直位

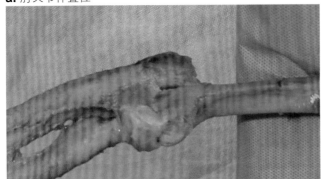

b. 肘关节屈曲位

环状韧带

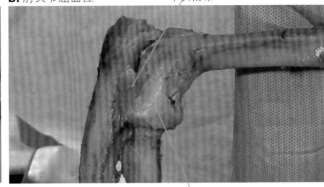

外侧副韧带

外侧副韧带

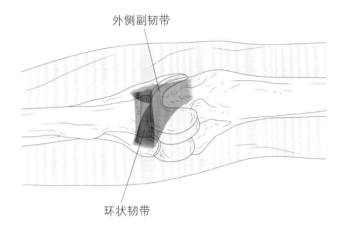

环状韧带

图4　内侧副韧带的前束与关节囊

尺骨冠突与肱骨滑车的前方有相连的关节囊，肱肌远端的肌纤维及腱性组织在关节囊的上方走行。
在前内侧关节囊的深层有内侧副韧带的前束，其自肱骨内上髁发起，止于冠突的内侧。

肱骨内上髁　　内侧副韧带前束　　冠突

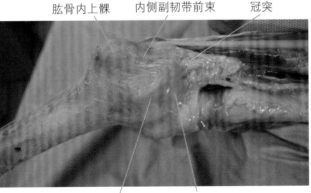

内侧副韧带前束

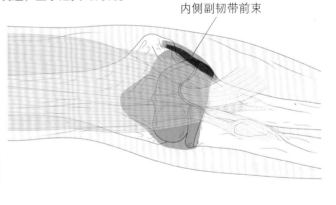

肱骨滑车　　　尺骨冠突

◆ **后关节囊**

　　后外侧关节囊较薄且有伸展性。其覆盖桡骨头的后外侧面与肱尺关节的外侧面。在屈肘120°以内的范围，后关节囊呈松弛状态；屈肘超过120°呈紧张状态。由桡骨头的后外侧、尺骨滑车外侧、肱骨滑车外侧所围成三角形内的关节囊较松弛，可作为肘关节镜的首个入路的穿刺点（该入路也称作软点入路）。肘肌的肌纤维斜行走行覆盖该部位的关节囊（**图5a**）。

　　后关节囊较前关节囊薄，其覆盖鹰嘴后侧、肱骨滑车后内侧及后外侧，并覆盖肱骨远端的鹰嘴窝。在屈肘120°以内的范围，后关节囊处于松弛状态；屈肘超过120°，后关节囊变得紧张（**图5b**）。肱三头肌的内侧头与联合腱覆盖全部的后关节囊。

图5 后外侧关节囊及后关节囊

a. 后外侧关节囊

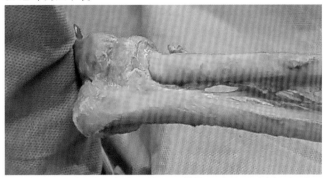

b. 后外侧关节囊（施加内翻应力）

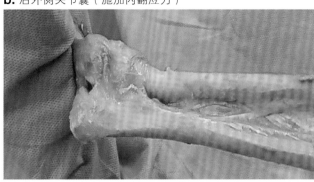

后外侧关节囊较薄，有伸展性，覆盖桡骨头的后外侧面与肱尺关节的外侧面（起自肱骨滑车及鹰嘴）。在屈肘120°以内的范围，后关节囊松弛；屈肘超过120°，后关节囊紧张

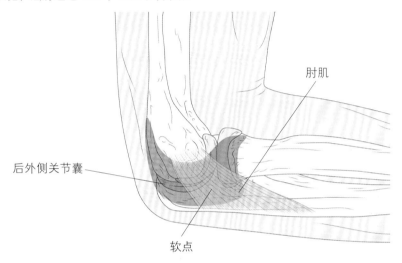

肘肌

后外侧关节囊

软点

c. 后关节囊（肘关节伸直位）

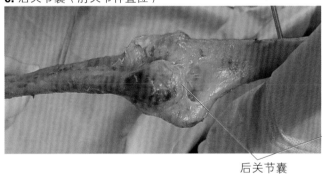

d. 后关节囊（屈肘120°）

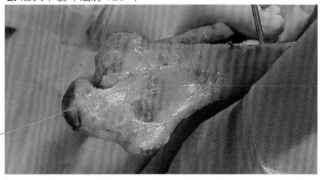

后关节囊

后关节囊较前关节囊薄，其覆盖鹰嘴的后侧、肱骨滑车的后内侧与后外侧，并覆盖肱骨远端的鹰嘴窝。在屈肘120°以内的范围，后关节囊松弛；屈肘超过120°，后关节囊紧张

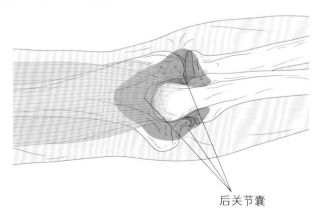

后关节囊

图6 内侧关节囊

a. 肘关节屈曲 45°

b. 肘关节屈曲 90°

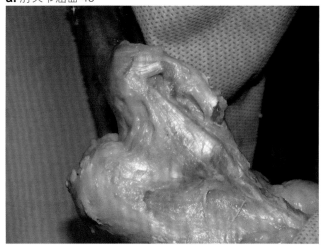 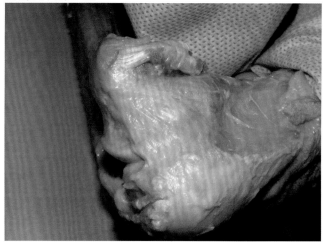

内侧关节囊与内侧副韧带的后束走行方向一致，并参与形成关节囊韧带

在肘关节从伸直位至屈曲 90° 的区间处于松弛状态，屈曲超过 90° 时处于紧张状态

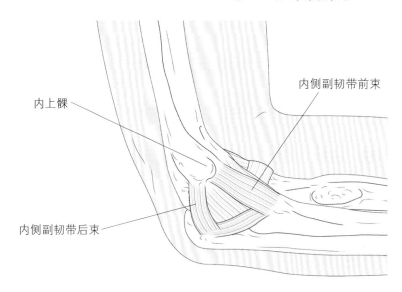

内上髁

内侧副韧带前束

内侧副韧带后束

◆ **内侧关节囊**

内侧关节囊与内侧副韧带的后束走行一致，参与形成关节囊韧带。在肘关节从伸直位至屈曲90°的区间处于松弛状态，屈曲超过90°时处于紧张状态（**图6**）。覆盖肱尺关节的内侧面（从肱骨滑车和鹰嘴开始），后束与在前方走行的前束（肱骨内上髁至冠突）相连。内侧副韧带的后束形成肘管的入口部，下方有尺神经走行。

肘关节周围神经的位置

◆ **桡神经**

桡神经在肱骨外上髁近端约10 cm处穿过外侧肌间隔向前方走行，发出肱肌与桡侧腕长伸肌的运动支，继续沿肱桡肌与肱肌的肌间隙向下方走行，并到达肱骨小头和桡骨头的前面。

桡神经在肱骨外上髁水平发出运动支（深支，骨间后神经）与感觉支（浅支）。运动支在旋后肌的深层及浅层之间（Frohse弓）通过，进入旋后肌的深层。浅支与桡动脉伴行在肱桡肌的内侧缘向远端走行（**图7**）。

◆ 正中神经

正中神经在肱骨接近正中的位置沿肱动脉的内侧在肱肌的表层向远端走行，并从肱二头肌腱膜的下方通过，到达肱骨滑车的前面。然后继续在尺骨冠突的前方走行，并发出肘关节的关节支和1~2支旋前圆肌的肌支，在旋前圆肌的肱骨头与尺骨头之间穿过（**图8**）。

◆ 尺神经

尺神经在接近肱骨中央水平由掌侧贯穿内侧肌间隔到达背侧。在肱三头肌内侧头与肌间隔之间到达肘关节的内侧，在肱骨内上髁的后方经肘关节内侧副韧带后束浅层的下方进入肘管。然后穿过肘管部的Osborne韧带与尺侧腕屈肌的两个头，向远端走行到达前臂（**图9**）。

解剖要点及注意事项

（1）桡神经走行于覆盖桡骨头关节囊的前方，需要在该部位插入关节镜时，有必要镜视下显露桡神经的深支。

（2）正中神经走行于尺骨冠突的前方，与肱动脉伴行，在旋前圆肌的深层经过肘关节的前方。需要在该部位插入关节镜时，有必要镜视下显露正中神经。

（3）尺神经在冠突水平最接近覆盖肱骨滑车的关节囊，需要在该部位插入关节镜时，有必要镜视或直视下显露尺神经。

图7　桡神经

a. 桡神经的分支（前臂旋后位）

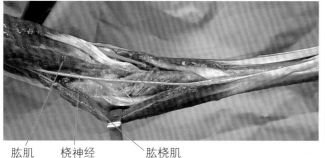

肱肌　　桡神经　　　肱桡肌

桡神经在肱肌与肱桡肌之间向远端走行，到达肱骨小头与桡骨头的前方

b. 桡神经的分支（前臂旋前位）

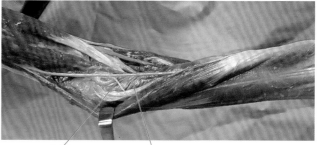

深支　　　　浅支

桡神经在肱骨外上髁水平发出深支与浅支

图8　正中神经

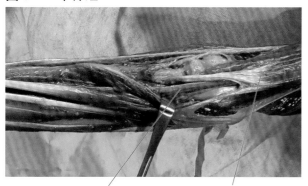

正中神经　　　　　肱二头肌

图9　尺神经

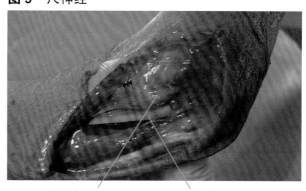

肱骨内上髁　　　　尺神经

关节镜手术入路与神经的关系

◆ 关节镜的插入与神经损伤的风险

如果在关节腔内不注入生理盐水且关节囊未膨胀起来的情况下就插入关节镜的穿刺锥，是比较危险的，极易发生神经损伤。一般情况下，进行肘关节镜手术时，关节腔内要注满生理盐水，使关节外的神经远离关节镜的前端。

◆ 肘关节镜常用的前方入路

一般可采用的有3种前方入路：外侧2个入路（近端外侧入路、前外侧入路），内侧一个入路（前内侧入路）（**图10**）。在插入关节镜时，比较仰卧位与俯卧位下的关节镜与桡神经、正中神经的距离关系（**表1、表2**）。

● 近端外侧入路

近端外侧入路下关节镜贯穿桡侧腕长伸肌的起始部，关节镜与桡神经深支之间因为有肱桡肌的存在，关节镜触碰不到桡神经的深支。在肘关节屈曲30°时，桡神经深支最接近关节镜的前端；在肘关节屈曲60°~90°时，桡神经深支距离关节镜的前端最远。

● 前外侧入路

前外侧入路下关节镜贯穿桡侧腕长伸肌的肌腹。在肘关节屈曲30°时，关节镜的前端最接近桡神经；肘关节屈曲超过60°时，关节镜与桡神经存在距离，无接触。

图10 3种前方入路

外侧 2 个入路（近端外侧入路，前外侧入路）与 1 个内侧入路（前内侧入路）。

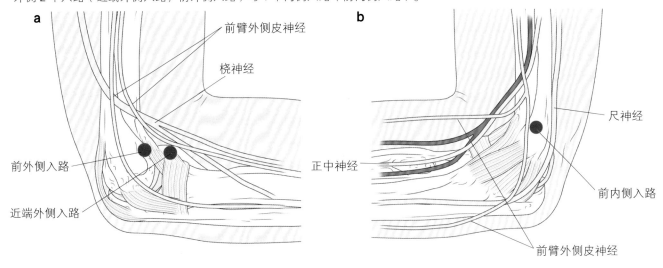

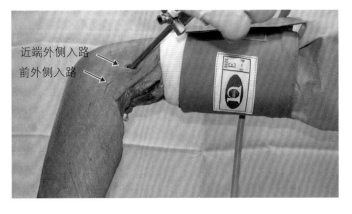

104

表1　仰卧位下关节镜距离桡骨及正中神经的距离（mm）

入路	30°			60°			90°		
	旋前	中立	旋后	旋前	中立	旋后	旋前	中立	旋后
近端外侧入路	4.9, 1.3	4.9, 1.3	6.6, 1.8	6.1, 1.1	6.1, 1.1	7.8, 1.5	7.6, 1.1	7.5, 1.1	8.7, 1.3
前外侧入路	3.7, 1.0	3.6, 0.9	5.1, 1.1	5.3, 1.4	5.1, 1.5	6.6, 1.6	6.4, 2.3	6.3, 2.4	7.4, 2.3
前内侧入路	7.1, 1.7	7.1, 1.6	7.1, 1.7	8.4, 1.8	8.4, 1.8	8.4, 1.8	9.3, 2.5	9.3, 2.5	9.1, 2.8

平均（SD）

表2　俯卧位下关节镜距离桡骨及正中神经的距离（mm）

入路	30°			60°			90°		
	旋前	中立	旋后	旋前	中立	旋后	旋前	中立	旋后
近端外侧入路	7.1, 3.5	7.2, 3.8	9.0, 4.1	9.1, 4.0	8.9, 3.8	9.8, 4.0	10.9, 3.6	11.0, 3.7	12.1, 3.9
前外侧入路	6.1, 2.2	6.0, 2.4	7.0, 3.0	8.7, 3.8	8.9, 3.0	9.0, 3.5	10.8, 3.7	11.0, 4.2	11.3, 4.3
前内侧入路	8.4, 3.6	8.4, 3.5	8.4, 3.6	10.4, 4.3	10.5, 4.2	10.5, 4.2	11.5, 4.5	11.4, 4.5	11.4, 4.5

平均（SD）

● **前内侧入路**

　　前内侧入路下关节镜贯穿肱肌的内侧，在肱骨的前方通过到达前关节囊，关节镜与正中神经之间有肱肌存在，除在屈肘30°时距离正中神经最近外，其他体位下均距离正中神经有一定距离。

◆ **不同体位下与神经距离的关系**

　　在俯卧位下无论使用哪个入路，在肘关节屈曲超过60°时，关节镜前端与桡神经深支及正中神经的距离都较仰卧位时大（**表1**、**表2**）。

关节镜视野与关节囊周围组织的相互关系

　　为了安全地使用前外侧入路及前内侧入路，用关节镜对尸体标本的肘关节前关节囊、韧带构造及关节镜视野进行了观察[4]。

◆ **前关节囊的范围**

　　首先对前关节囊的范围进行了观察。从肘关节的前方进行观察，前关节囊覆盖外侧的肱骨小头、桡骨头、肱骨滑车、肱骨冠突窝及尺骨冠突（**图1**）。

◆ **桡侧腕短伸肌、旋后肌、桡神经深支**

　　观察前外侧关节囊。切除桡侧腕长伸肌，保留桡侧腕短伸肌的起始部，观察旋后肌在肱骨的起始部。前外侧关节囊覆盖肱骨小头，在肱骨小头的外侧形成凹陷。可观察到旋后肌起始于外侧副韧带与肱骨小头的外侧，向远端覆盖前外侧关节囊，并斜向内侧覆盖桡骨头及桡骨颈。桡侧腕短伸肌起始于肱骨外上髁，覆盖于旋后肌在肱骨起始部的上方（**图2**）。

桡神经在肘关节近端发出桡神经的深支与浅支，深支绕桡骨头在桡骨颈的正上方通过旋后肌在肱骨起始部肌腹的表面。在前臂由旋后转为旋前时，桡神经深支从桡骨颈的外侧向上方，并进一步向内侧移动（**图7**）。

从前内侧入路插入关节镜，光源照射肱骨小头及桡骨头的同时，镜头抵达肱骨小头外侧的旋后肌及桡侧腕短伸肌的腱性部分（**图11**）。在桡骨头前方的桡神经深支与前关节囊之间有旋后肌的起始部存在。

解剖要点及注意事项

（1）在桡骨颈正前方的关节囊与桡神经深支之间有旋后肌的起始部存在，因为起始部肌腹较薄，容易被关节镜贯穿，且接近桡神经的深支，所以要避免切除该部位的关节囊。

（2）对肘关节屈曲挛缩的病例进行关节镜下松解术时，如果前外侧关节囊与肱肌因瘢痕化发生粘连时，因肱肌的桡侧有桡神经在走行，镜头如果插入过深，可能会触及桡神经[5]。

◆ 冠突、内侧副韧带、尺神经

观察前内侧关节囊。切除肱肌、旋后肌、指浅屈肌、指深屈肌的起始部，观察连接肱骨内上髁基底部与冠突尺侧面的内侧副韧带的前束与覆盖肱骨前内侧滑车的关节囊。肘关节前内侧关节囊覆盖肱骨滑车的内侧面，关节囊逐渐增厚并移行至内侧副韧带的前束。在肘关节屈曲90°时，尺神经最接近内侧副韧带的前束，并在其后方走行（**图12**）。从外侧入路插入关节镜，镜头前端的光源越过冠突，到达内侧副韧带前束的内侧缘，并进行观察（**图13**）。

图 11　前内侧入路的视野

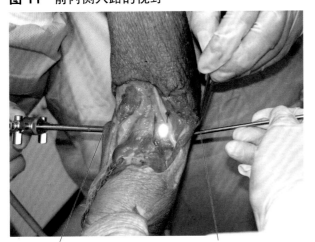

前内侧入路　　　　　前外侧入路

图 12　肘关节前内侧关节囊

a. 肘关节前内侧面

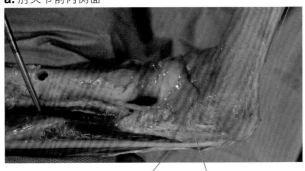

尺神经　　　内侧副韧带前束

b. 肘关节内侧面

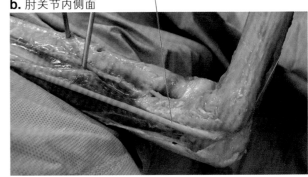

进一步接近冠突尺侧的关节囊并进行观察，关节镜的前端越过内侧副韧带的前束，接近尺神经。总之，在肘关节屈曲位切断内侧副韧带的前束或切除冠突内侧的骨棘时，镜头进入过深可能会触及肘管出口处的尺神经[4]。

◆ 肱肌、前方关节囊、正中神经

肘关节前内侧的关节囊覆盖肱骨滑车的尺侧及尺骨的冠突，关节囊的上方有肱肌及肱肌腱覆盖（**图14**）。正中神经与肱动脉伴行，在肱肌尺侧的表面向远端走行，在尺骨冠突水平通过肘关节的前方，走行至旋后肌深层的下方（**图8**）。因此，在进行肘关节屈曲挛缩镜下松解术时，如果前内侧关节囊与肱肌因瘢痕化发生粘连，肱肌的瘢痕中有可能有正中神经走行通过，镜头插入过深，可能会触及正中神经[3, 5]。

图 13　外侧入路的视野

从外侧入路插入关节镜，镜头前端的光源越过冠突，到达内侧副韧前束的内侧缘，并进行观察。

a. 镜头的前端接近桡神经的深支

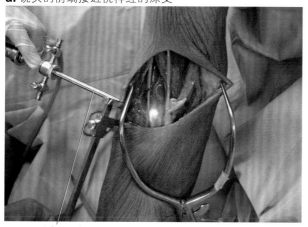

外侧入路

b. 镜头的前端接近关节囊的内侧

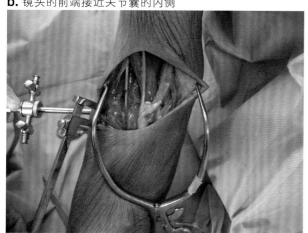

图 14　肱肌与前关节囊

a. 肘关节前内侧面（肱肌）

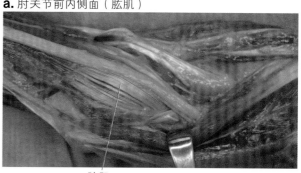

肱肌

肘关节前内侧关节囊覆盖肱骨滑车的尺侧与尺骨冠突，关节囊的上方有肱肌及肱肌腱覆盖

b. 肘关节前内侧面（滑车内侧面）　　　正中神经

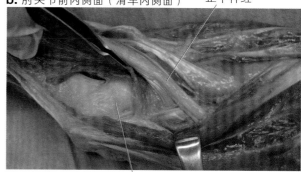

肱骨滑车（尺侧）

正中神经与肱动脉伴行，在肱肌尺侧的表面向远端走行，在尺骨冠突的位置通过肘关节的前方

肘关节镜基本技术

肘关节镜手术指征

肘关节的关节腔较狭窄，即使向关节腔内灌注生理盐水进行关节内的手术时，操作也较困难。从关节腔渗到皮下的生理盐水会压迫关节囊妨碍观察视野，主要的神经、血管的走行接近关节囊，所以容易引起神经、血管损伤的并发症。近年来，随着手术体位及手术入路的改良，关节镜的手术及检查变得更安全，手术指征也逐渐放宽[1,6,7]。

适合行肘关节镜手术的疾病有：诊断性关节镜、关节游离体摘除、剥脱性骨软骨炎及软骨损伤的处理、肘关节类风湿滑膜炎的滑膜切除、外伤性关节挛缩的关节松解术、关节退变的镜下清理术、肱骨外上髁炎的镜下腱清理术、桡骨头及肱骨小头的镜下复位内固定术等。在开始进行肘关节镜的手术时，首先选择诊断性肘关节镜检术、关节游离体摘除术、剥脱性骨软骨炎及软骨损伤等较容易处理的病例进行经验的积累，然后再选择进行肱骨外上髁炎、肘关节类风湿性关节炎、骨性关节炎的病例进行手术操作。

有文献报道，在进行外伤性关节挛缩的镜下松解术时，有损伤正中神经及桡神经的风险，所以要熟悉神经的解剖位置关系，术中谨慎地进行手术操作[2-4]。

术前再确认

◆ 手术器械再确认（**图15**）

肘关节镜使用4.0 mm 30°斜视镜（外套管、钝头内芯、锐头内芯、斜视镜）。有时为了观察肘关节内侧关节囊及外侧关节囊的边缘，需要使用70°斜视镜进行观察。并准备清理软组织的刨刀、清理骨组织的刨刀及VAPR等汽化软组织的射频消融刀头。软组织刨刀及软组织汽化刀头是确保镜下视野的必备器械。

此外，肘关节镜还需要准备一种特殊的器械，即交换棒。可使用由内向外的方法用交换棒从前外侧入路建立前内侧入路，以及从后外侧入路建立前内侧入路。当灌注液外渗，皮下组织发生肿胀时，辅助外套管向关节腔内穿刺也需要使用外套管。此外，沿着交换棒可以帮助向关节腔内插入塑料螺纹管。

◆ 灌注方法再确认

为了使肘关节囊膨胀起来，需要用生理盐水对关节腔进行灌注。灌注的方法有依靠重力进行灌注法和使用灌注泵进行灌注法。笔者使用灌注泵灌注法，用40 mmHg的压力对肘关节腔进行灌注。

◆ 麻醉方法再确认

麻醉可采用神经阻滞或全麻，在不妨碍关节镜操作的情况下，上臂近端可使用止血带。如果止血带对手术有妨碍，术中也可不使用。

◆ 体位再确认

患者术中可以采用仰卧位、侧卧位和俯卧位三种体位，如果只行关节镜手术，可考虑用俯卧位或侧卧位。前臂缠弹力绷带，避免因灌注液外渗导致前臂肿胀。

本文介绍侧卧位下的手术方法（**图16**）。上臂近端放置于支撑台架，保持肘关节屈曲下垂位。肘关节处于屈曲状态时，前关节囊较饱满、充盈，桡神经、正中神经和肱动脉会距离前方入路相对较远些。

图15 肘关节镜手术器械

a
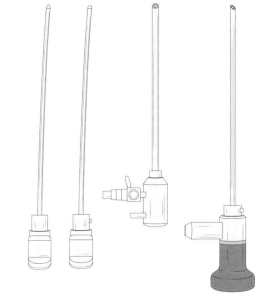

从左向右依次为：锐头内芯，钝头内芯，外套管，4.0 mm 30° 斜视镜

b

从上向下依次为：射频消融（smith&Nephew）、射频消融（Mitek）、软组织刨刀、骨性组织刨刀、交换棒

图16 体位

上臂支撑台架

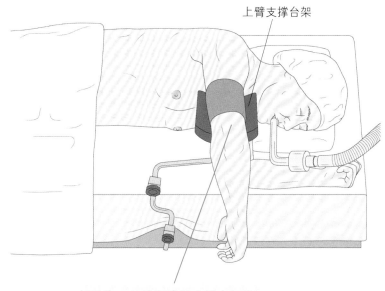

侧卧位，上臂近端用支撑台架维持体位，保持前臂下垂

手术概要

1 建立手术入路

2 观察前关节腔与手术操作

3 观察后关节腔与手术操作

手术方法

1 建立手术入路

肘关节镜手术前方入路主要有2个：①于桡骨头外侧近端0.5 cm，前方1 cm处建立前外侧入路。②于肱骨内上髁的近端1 cm，肌间隔前方1 cm处向肘关节间隙的中央，用穿刺锥穿刺建立前内侧入路（**图17a、b**）。在肘关节的后外侧，由桡骨头的后外侧、尺骨滑车的外侧、肱骨滑车的外侧围成的三角形称作软点（soft spot），用穿刺锥从软点处穿刺建立后外侧入路（**图17c**）。于肘关节的后方尺骨鹰嘴近端1 cm处，贯穿肱三头肌腱至鹰嘴窝建立后正中入路（**图17d**）。

2 观察前关节腔与手术操作

从后外侧入路注入生理盐水使关节囊膨胀后，从肱骨内上髁的近端1 cm、内侧肌间隔的前方1 cm处，用穿刺锥向肘关节间隙的中央穿刺，建立前内侧入路。由于该入路套管从肱肌的下方通过，肱动脉和正中神经可得到肱肌的保护。

用30°斜视镜观察肘关节的前方及外侧部。可以观察到的部位有肱骨滑车的中央部、冠突的外侧、肱骨小头、桡骨头的前方、与桡侧腕短伸肌的起始部一致的外侧关节囊。

手术技巧及注意事项

建立该入路的技巧是用穿刺锥的钝头内芯沿肱骨的骨膜向下方滑动，刺入前方的关节囊。

接下来，用关节镜确认肱骨小头与桡骨头的关节交界部，关节镜用交换棒进行置换，用交换棒从关节内向关节外穿刺（inside-out法），建立前外侧入路（**图18**）。前外侧入路位于肘关节的外侧，桡骨头近端0.5 cm，前方1 cm的位置。从前外侧入路，沿交换棒插入关节镜外套管，并插入30°斜视镜。进行该操作时，由于外套管贯穿桡侧腕长伸肌的肌腹，桡神经的深支、浅支受到桡侧腕长伸肌和肱肌的保护。此时可观察到的部位：肱骨滑车的中央部与内侧部、冠突的全貌、内侧关节囊。从前内侧入路插入刨刀，切除滑膜组织，确保观察视野清晰。

110

图 17 肘关节镜的入路

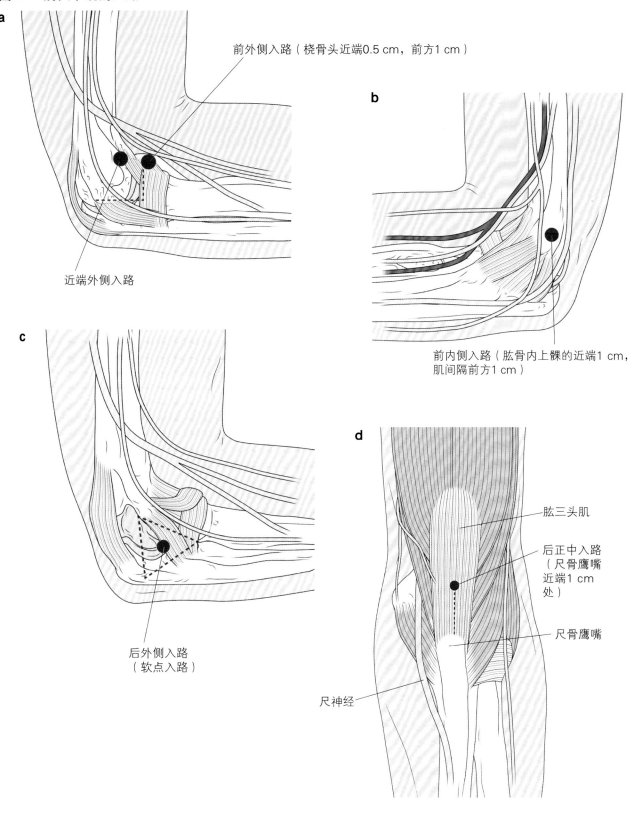

a

前外侧入路（桡骨头近端0.5 cm，前方1 cm）

近端外侧入路

b

前内侧入路（肱骨内上髁的近端1 cm，肌间隔前方1 cm）

c

后外侧入路（软点入路）

d

肱三头肌

后正中入路（尺骨鹰嘴近端1 cm处）

尺骨鹰嘴

尺神经

图 18 inside-out 法建立前外侧入路

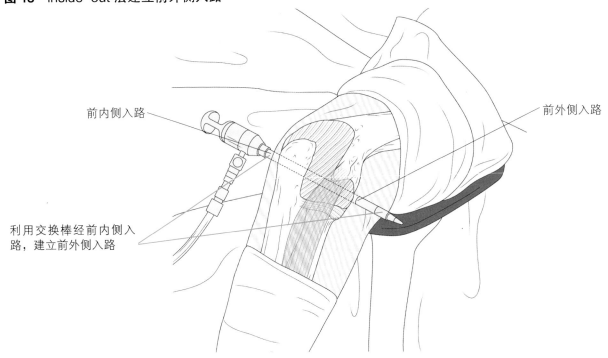

前内侧入路

前外侧入路

利用交换棒经前内侧入
路，建立前外侧入路

　　接下来使用交换棒互换关节镜与刨刀，从前内侧入路插入30°斜视镜对肘关节
的外侧进行观察（**图19**），并从前外侧入路插入刨刀，切除肱骨小头的骨软骨和
桡侧腕短伸肌腱的起始部。桡侧腕短伸肌腱的起始部与肱骨小头后方外侧部的关
节囊一致，切开该部位的关节囊，并切除肌腱的起始部[6,7]。

3 观察后关节腔与手术操作

　　从尺骨鹰嘴水平的外侧，用钝头穿刺锥内芯插入肘关节的后外侧关节囊，建
立后外侧入路（**图17**）。该部位没有重要的神经和血管，穿刺锥内芯可插入肱桡
关节后方较深的部位。

　　接下来从后外侧入路把关节镜插入鹰嘴窝，从后正中入路插入刨刀切除鹰嘴
窝内的滑膜。在能确保镜下的视野后，用骨组织刨刀或骨刀切除鹰嘴及肱骨滑车
的增生骨棘。

> **手术技巧及注意事项**
>
> 尺神经位于肱骨滑车的内侧与鹰嘴之间的深部，与覆盖深部骨棘的内侧副韧带毗邻走行。在切除肱骨滑车内侧的骨棘时，要充分重视。

图 19 肘关节外侧镜视下影像

从前内侧入路用 30° 斜视镜对肘关节前方的中央部及外侧部进行了观察。可观察到：肱骨滑车的中央部、冠突的外侧、肱骨小头、桡骨小头的前方、与桡侧腕短伸肌起始部一致的外侧关节囊。

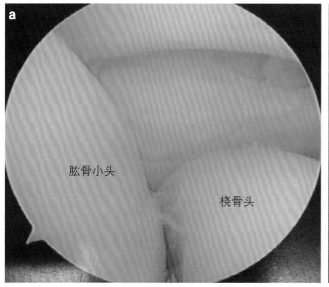
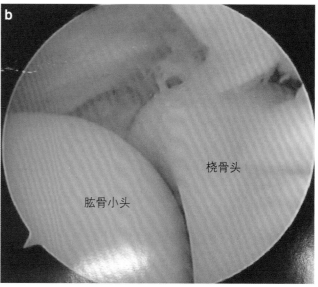
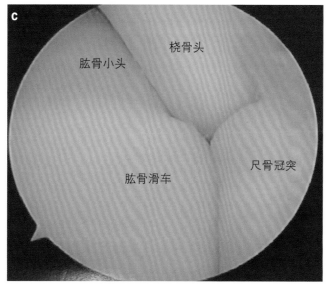

并发症及其预防

肘关节镜手术最需要避免的重大并发症是正中神经、尺神经和桡神经的损伤。为了避免发生上述损伤，需要熟知肘关节周围的解剖知识，并忠实地执行萨瓦（Savoie）[1]建立的肘关节镜的基本操作方法。

尤其需要重点强调的是，肘关节镜手术最容易并发的神经损伤是桡神经深支的损伤，关节镜的入路从解剖上接近桡神经深支[3]，使用刨刀及VAPR进行组织切除操作时较容易到达桡神经深支所在的位置。

康复治疗

肘关节镜操作超过1小时后，灌注液的渗出会导致前臂发生明显的皮下水肿。术后要进行患肢的抬高及积极的主动屈指运动，促进水肿消退。与开放手术不同，关节镜手术导致的皮肤、皮下组织及筋膜的损伤较小，术后第2日可早期进行肘、腕关节及手指的主动屈、伸运动。为避免患侧发生肩关节功能障碍，可进行科德曼（Codman）体操锻炼。

●文献

［1］SAVOIE F H. Guidelines to becoming an expert elbow arthroscopist. Arthroscopy, 2007，23：1237-1240.

［2］KELLEY E W, MORREY B F, O'Driscoll S W. Complication of elbow arthroscopy. J Bone Joint Surg, 2001，83-A：25-34.

［3］UNLU M C, KESMEZACAR H, AKGUN I, et al. Anatomic relationship between elbow arthroscopy portals and neurovasulular structures in different elbow and forearm positions. J Shoulder Elbow Surg, 2006，15：457-462.

［4］青木光広. 肘関節鏡におけるポータル設定の安全性と斜視鏡の選択による視野. 整形外科最小侵襲手術ジャーナル, 2010, 56：2-8.

［5］ALDRIDGE J M, ATKINS T A, GUNNESON E E, et al. Anterior release of the elbow for extension loss. J Bone Joint Surg, 2004, 86-A：1955-1960.

［6］小笹泰宏, 和田卓郎, 山下敏彦. 肘関節鏡の適応と手術手技. 関節外科, 2008, 27：46-51.

［7］TSUJI H, WADA T, ODA T, et al. Arthroscopic, macroscopic, and microscopic anatomy of synovial fold of the elbow joint in correlation with the common extensor origin. Arthroscopy, 2008, 24：34-38.

肘关节镜手术

肘关节运动损伤的关节镜下手术

圣玛丽安娜医科大学骨科讲师 **新井 猛**

本文讲述的是运动损伤所导致的肘关节后方功能障碍的镜视下手术，如鹰嘴与鹰嘴窝的撞击性损害、关节内游离体，以及肘关节后外侧肱桡关节的滑膜皱襞性损害。

手术指征

当保守治疗无效而又无法从事体育运动时，具有绝对的手术指征。如果已经出现了肘关节的骨性关节炎且有明显的活动受限，镜视下手术能解决的问题相对有限。

术前再确认

◆ 游离体位置再确认

存在游离体的病例，术前应通过X线检查对游离体所处的位置进行再次确认。如果有后方的撞击性损害，需要用3D-CT对增生的骨棘进行立体的形态确认。

◆ 骨棘位置、切除范围再确认

术前需要对骨棘位置及切除范围进行再次确认（**图1**）。

图1 术前通过 3D-CT 对骨棘及游离体进行确认
箭头所指为骨棘，三角箭头所指为游离体。

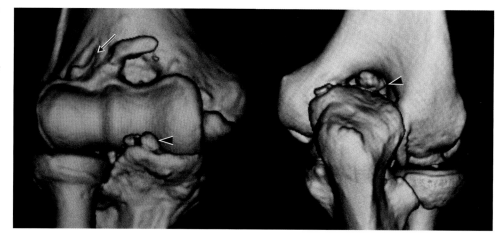

图2 体位

采用患侧在上的侧卧位。上臂使用专用的支撑台维持体位。

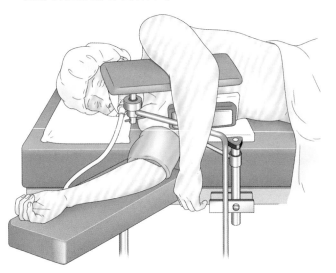

图3 上肢所采用的体位 前臂下垂并用弹力绷带缠绕

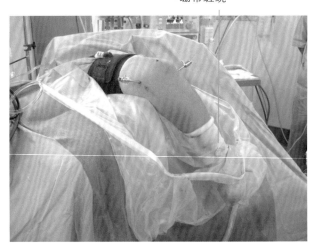

图4 手术器械

a. 持续灌注系统

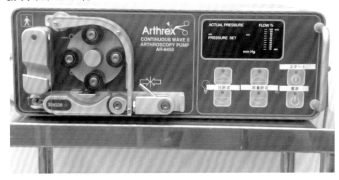

术中可使用持续灌注系统

b. 30°斜视镜（4 mm）

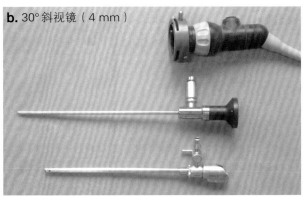

使用30°斜视镜进行手术操作

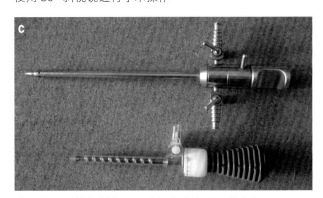

术中使用塑料穿刺锥，手术操作会变得比较方便

◆ **麻醉、体位再确认**

采用全身麻醉，取患肢在上的侧卧位体位。上臂使用专用的支撑台架维持体位。前臂下垂并且肘关节可自由屈伸活动（**图2**）。为了预防前臂肿胀，可在前臂缠绕弹力绷带（**图3**）。

◆ **手术器械再确认**

肘关节使用与膝、肩关节通用的4 mm 30°斜视镜。

由于关节腔较狭小，使用灌注液持续充盈关节囊确保手术的视野，并可使邻近肘关节走行的神经远离手术操作区域。使用持续灌注系统比较方便（**图4**）。操作时需要准备刨刀、磨钻、骨刀、射频消融系统。

116

◆ **仪器设备摆放位置再确认**

因为术者站立于患者前方，显示器、动力系统及射频消融系统宜放置在患者的背侧。

可在患者尾侧设置器械摆放台，使关节镜及相关手术器械有临时放置的位置，并可使线缆不妨碍手术的操作（**图5**）。

图5　术中仪器设备的摆放
患者的背侧摆放各种仪器设备，并设置刨刀等器械的临时放置台。

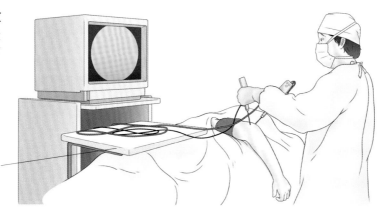

器械临时放置台

手术概要

1 从软点向关节腔内注入生理盐水

2 建立后方入路

3 切除导致后方撞击的增生骨棘　难点

4 建立后外侧入路（软点入路）

5 切除肱桡关节后方滑膜皱襞　难点

6 闭合切口、包扎

典型病例影像

【病例】**术前**

成年女性，从事排球运动出现后方撞击（"O"内所示）。
ⓐ单纯X线像。
ⓑ术前MRI像。

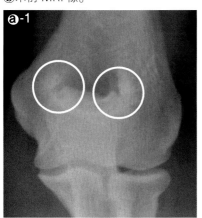
ⓐ-1

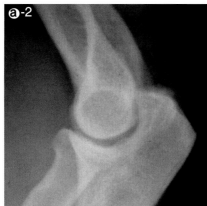
ⓐ-2

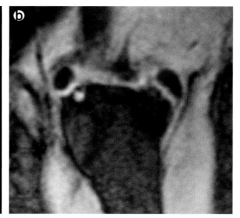
ⓑ

手术方法

1 从软点向关节腔内注入生理盐水

首先向关节腔内注入生理盐水。穿刺点建立在肱骨外上髁、桡骨头、鹰嘴所围成的三角形的中心。在该部位注入15~20 mL生理盐水（**图6a**）。生理盐水如果准确地注入了关节腔，会发生液体回流现象（**图6b**）。

2 建立后方入路

维持肘关节90°屈曲位，在鹰嘴尖近端2 cm处做5 mm皮肤切口。用直钳贯穿肱三头肌建立后正中入路（**图7**）。插入30°斜视镜进行镜检观察。在后方正中入路的外侧1.5~2 cm处建立后外侧入路。该入路位于肱三头肌的外侧缘（**图7**）。

图6 软点
从肱骨外上髁、桡骨头与鹰嘴围成的三角形的中心注入生理盐水。

从软点注入关节腔的生理盐水发生的回流现象

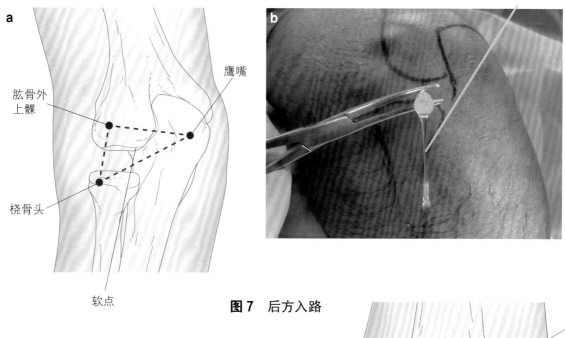

a

鹰嘴

肱骨外上髁

桡骨头

软点

b

图7 后方入路

后外侧入路

后正中入路

后正中入路建立在鹰嘴尖近端2 cm处

后外侧入路建立在后正中入路外侧1.5~2 cm处

3 切除导致后方撞击的增生骨棘　

用刨刀清理滑膜，确保视野清晰。如果存在游离体，要进行摘除（**图8a**）。参考术前的3D-CT，用磨钻切除增生的骨棘。如果增生的骨棘过大，用成形骨刀进行切除。切除骨量控制在伸肘关节时不发生撞击的程度为止。

手术技巧及注意事项

刚插入关节镜时，因有滑膜增生的原因，视野多数情况下不清楚。保持关节镜与刨刀呈倒"八"字的状进行滑膜切除（**图 8a**）。进行清理操作时关节镜要稍稍远离刨刀，以免刨刀损伤关节镜的镜头。

经过上述操作，视野会逐渐变得清晰起来。进行鹰嘴后内侧骨棘的切除或游离体的摘除时，要注意附近走行的尺神经，避免损伤。

4 建立后外侧入路（软点入路）

软点是位于肱骨外上髁、桡骨头与鹰嘴之间的三角形区域。该入路可观察到肱桡关节。在三角形的软点区域内间隔1~2 cm建立2个入路（**图9**）。

5 切除肱桡关节后方滑膜皱襞　

用刨刀对肱桡关节的滑膜及滑膜皱襞进行切除。从2个软点入路交替进行镜视与滑膜切除的操作。桡骨头周围的滑膜需要全部切除干净，且在伸直肘关节时滑膜皱襞不能嵌入肱桡关节（**图9**）。

手术技巧及注意事项

肱桡关节的后方较狭窄，并且较浅，操作时注意不要损伤肱骨小头的关节软骨（**图 9b**）。镜视与滑膜清理操作转换入路交替进行。

滑膜清理时如果有出血导致视野不清时使用射频消融系统进行止血操作。

图8　从肘后方鹰嘴窝处取出关节游离体

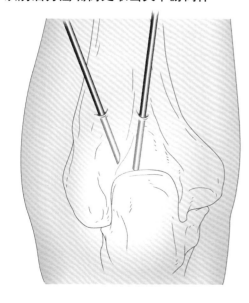

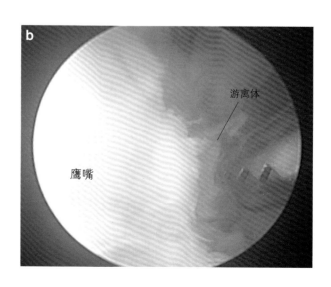

图9 切除肱桡关节后方（软点）的滑膜皱襞

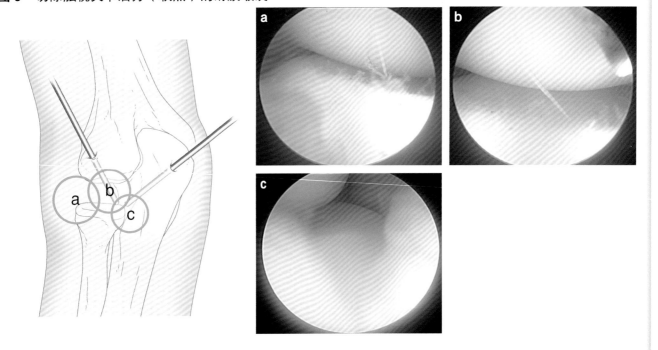

6 闭合切口、包扎

　　各入路的切口用4-0线进行缝合。如有明显的肿胀，可采用褥式缝合。因为术中使用了大量的液体灌注，患肢会发生明显的肿胀和水肿，要使用较多的纱布、棉垫包扎缝合，最后外缠弹力绷带。

手术技巧及注意事项

　　术后灌注液会从关节及皮下组织持续渗出，为了使渗液得到很好的吸收，不要使用湿性创伤敷料包扎伤口。肿胀消退后方可以使用湿性创伤敷料包扎。

典型病例影像

【病例】术后

术后单纯X线像。

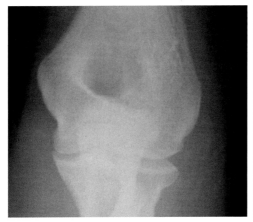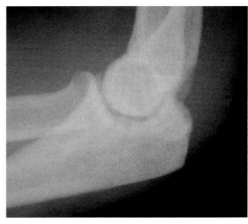

手术并发症及其解决对策

◆ 神经损伤

术中进行关节腔的持续灌注，关节囊充满灌注液时，可避免损伤邻近关节囊的神经。若肢体高度肿胀，可能会发生一过性神经麻痹，多数可自然恢复。

◆ 关节内残留游离体

在取游离体时可能会发生部分游离体的皮下残留，并导致疼痛。如果入路切口过小，游离体取出困难，可一部分一部分地取出，也可扩大切口完整地取出游离体。

康复治疗

术后不需要进行外固定。如果肿胀及疼痛较严重，可行三角巾悬吊，保持制动即可。疼痛及肿胀消退后可进行早期的主动屈、伸锻炼。多数病例的术前疼痛症状，在术后2~3周开始减轻。

● 文献

［1］別府諸兄，青木治人 . 見てわかるスポーツ整形外科手術 . 東京：エルゼビアジャパン，2005.

［2］安藤　亮，新井　猛，別府諸兄 . 関節鏡の基本入門 . 関節外科，2008，27：40-45.

［3］新井　猛 . 上腕骨外側上顆炎の治療(鏡視下手術)に必要な解剖 . 整・災外，2005，48：1005-1008.

［4］松井宣夫，奥津一郎 . 整形外科関節鏡マニュアル・手関節鏡・肘関節鏡 . メジカルビュー社，1999.

［5］島田幸造 . 肘関節鏡の基本入門 . 関節外科，2008，27：56-64.

肘关节镜手术
剥脱性骨软骨炎

大阪厚生年金医院骨科主任 岛田幸造

剥脱性骨软骨炎镜视下手术指征及手术体位

肘关节剥脱性骨软骨炎（OCD）的关节镜手术既是诊断性手术，同时也是治疗性手术，具有双重意义。根据病损的情况，术前要先确定手术是以直视下开放手术为主，还是以完全镜视下为主，不同的术式所采用的手术体位会有所不同（**表1**）。

◆ 肘关节镜检查

关节镜用于明确术前诊断，确定治疗方法。OCD根据病损发生的部位，软骨剥脱的大小及病损进展分期的不同，预后也不同。为了决定手术治疗方案，正确把握病损的情况，需要进行关节镜检查。如果只是进行关节镜检查，手术体位按术者习惯操作的体位即可。

◆ 实施开放手术前的关节镜检查

如果已经决定进行开放手术治疗，在术前最好进行一次肘关节镜检查。

关节镜检查可确定肱骨小头OCD游离体移动的位置。移位至后方的游离体，开放手术时可同时摘除；而移动至前方的游离体，在关节镜的辅助下，可另做小切口将其取出。此外，根据软骨有无连续性，判断是稳定性病损还是不稳定性病损，从而决定是行骨移植术还是骨软骨移植术，手术的方案会根据关节镜的检查结果发生变化。像这样在决定行修复术还是重建术时，术前、术中的关节镜检查非常重要。

镜检完成后，转为直视下开放手术，患者的体位设置应以是否便于行开放手术为主。

表1 肘关节剥脱性骨软骨炎行关节镜手术的目的与患者体位的设置

	手术方法	目的	推荐体位
1	关节镜检查	精确检查病损部位的状态	采用术者习惯的体位
2	术中关节镜检，然后转为开放手术	取出游离体，并确认病损部位的状态	以直视下手术为主（骨移植、骨软骨移植多采用仰卧位）
3	关节镜检同时进行病灶清理、成形	在微创下进行清理、切除病损部位	镜视下手术以操作方便为主（俯卧或侧卧位）

◆ 肘关节的全镜视下手术

以下情况推荐使用肘关节镜手术操作较容易的体位——侧卧位或俯卧位[1]。①如果病损处于进展期，术前判断损变的部位已无法愈合，且病损的部位较小，即使切除对肘关节的功能影响较小时，术前计划行镜下病灶清理成形术者。②当病损进展至关节退变期，计划进行全镜下骨棘切除者。

术前再确认与手术方案的确定

肘关节镜是在较狭小的关节腔内进行操作的手术，关节周围有重要的神经、血管走行，一次手术从多个方向进行多项处理并不是很容易。所以术前要尽可能详细地进行影像学检查，以获得更多的资料。术前还应尽可能明确肘关节镜手术要处理的部位及处理的内容，这点非常重要。

◆ 目标部位与手术入路，选择手术入路的再确认

肱骨小头部位的OCD，如果患者是棒球选手，入路应稍稍偏前方一些；如果患者是体操选手，入路应稍稍偏下方一些。因为患者从事的运动项目不同，罹患部的负重区域也稍有不同。

下方的病灶在肘关节屈曲位下，可从后方入路镜视下处理；前方病灶的近端从前方入路观察更容易些，可从前内侧入路进镜观察，而从前外侧入路或在肱骨后方经肱骨行钻孔术。

进展期的病灶脱落后会形成游离体，术前要尽可能地了解清楚游离体的位置与数量。病损继续进展会形成骨性关节炎，桡骨头增生肥大并形成骨棘，活动时疼痛并影响活动度。所以镜视下手术不仅仅是处理游离体，还需要切除桡骨头增生肥大的骨棘，对桡骨头进行成形是手术的主要目的。如果有屈曲受限，需要处理前方的骨棘（冠突等）；如果有伸肘受限，需要处理鹰嘴周围的增生骨棘、切断前关节囊，并选择使用适宜的手术入路。

◆ 影像诊断再确认

确定前述的手术入路和手术术式，术前要尽可能地正确把握病损情况。肱骨小头OCD术前X线片是最基本的检查手段，要了解其进展状况需要进行MRI检查，偶尔行超声检查，想了解病损的部位和病损的范围需要进行CT［尤其是3D-CT或多平面重建（multiplanar reconstruction，MPR）］检查（**图1**）[2]。

◆ 手术计划（**图2**）

经过术前的详细检查，确立肘关节镜下手术的具体方案。

◉病损初期［三浪 X 线分期[3]：透亮期；国际软骨修复学会（Internation Cartilage Repair Society，ICRS 分期[4]（**图3**）：ICRS OCD Ⅰ]

ICRS OCD Ⅰ期：未损伤软骨，软骨下骨出现骨化障碍，基本上推荐保守治疗。如果需要可对病损部位进行关节镜的确认检查，患者取仰卧位即可；经保守治疗后症状无改善的病例，可采用俯卧位进行软骨下骨的钻孔术。

◉病损进展期（三浪 X 线分期：骨软骨剥脱早期；ICRS 分期：ICRS OCD Ⅱ）

ICRS OCD Ⅱ期不仅有软骨下骨的骨化障碍，软骨面也发生龟裂，但病损的骨软骨稳定性尚好。可使用骨钉移植术或抽出钢丝（pull-out）法直接固定、修复病损的部位。

图1 肱骨小头 OCD 病灶的 3D-CT 影像所见

箭头所指为病灶部位。

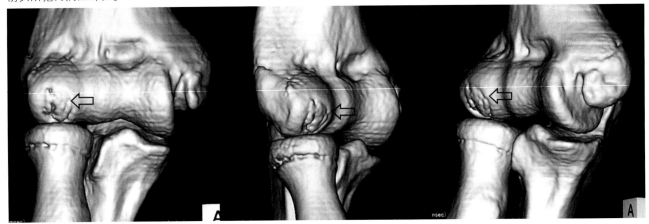

图2 笔者治疗 OCD 的流程及关节镜的意义

根据 X 线、超声、MRI 等影像学检查、确定疾病分期，全面了解病灶的情况。

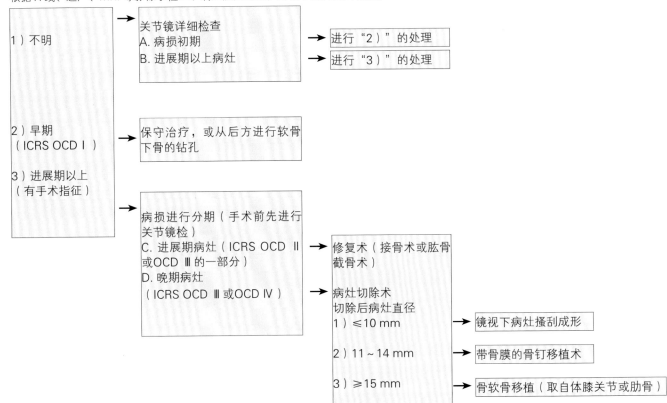

骨钉可取自尺骨鹰嘴，也可以取骨盆后方的髂骨进行骨移植，确定病损的分期后可考虑在俯卧位下进行手术（**图4**）。

●**病损进展期（三浪 X 线分期：骨软骨剥脱晚期；ICRS 分期：ICRS OCD Ⅲ）**

　　ICRS OCD Ⅲ期骨软骨已经从关节面剥脱，但未完全成为游离体。因为病灶不稳定，行骨移植术的治愈率较低。该期的治疗方法尚无定论，可与ICRS OCD Ⅱ期同样行修复术，

图 3 OCD 的 ICRS 分期

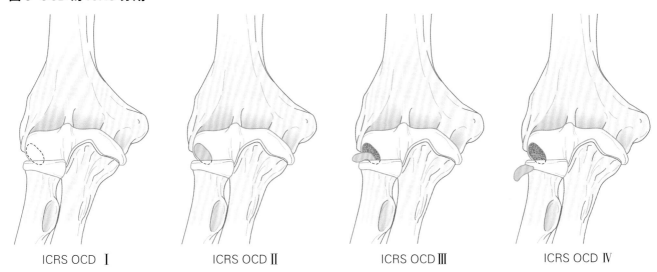

ICRS OCD Ⅰ　　　　ICRS OCD Ⅱ　　　　ICRS OCD Ⅲ　　　　ICRS OCD Ⅳ

图 4 俯卧位下的体位设置

a. 要暴露鹰嘴、肱三头肌及内侧的尺神经

b. 屈肘确保前方入路的安全。此时可从外侧入路（处理 OCD 比较方便）直接插入排液用塑料套管

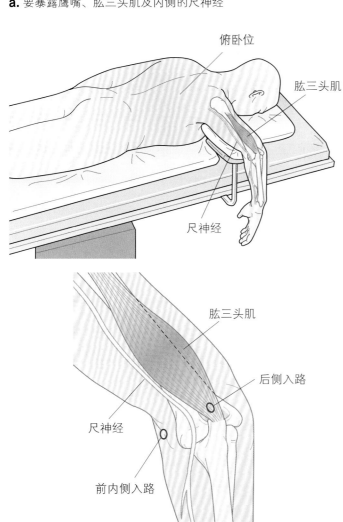

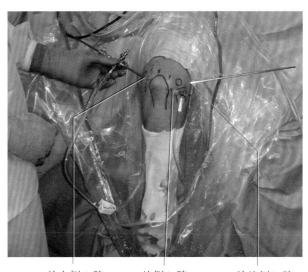

前内侧入路　　　外侧入路　　　前外侧入路

也可对不稳定病灶行切除成形术。

进行病灶切除术时，如果关节软骨缺损较小，软骨缺损面可通过瘢痕愈合或纤维软骨形成，术后可获得良好的功能恢复。如果骨软骨缺损较大，肱桡关节匹配不好时，可考虑进行骨缺损的重建手术。

笔者从不使用骨愈合率较低的修复术，术前评估直径10 mm以内的病灶时，在患者俯卧位下进行镜下清理及钻孔术。对直径超过10 mm的病灶，进行骨移植或骨软骨移植术，在仰卧位下，移植的骨软骨可用关节镜取自膝关节，也可以用肋软骨进行移植（**图5**）。

◉**晚期（三浪X线分期：骨软骨游离期；ICRS分期：ICRS OCD Ⅳ）**

ICRS OCD Ⅳ期时病灶完全变为游离体。首先在关节镜下进行游离体的摘除，然后进行后方软骨缺损大小的评估，根据软骨缺损的大小，按前述的ICRS

图5 有较大游离体的ICRS OCD Ⅳ期的仰卧位体位设置

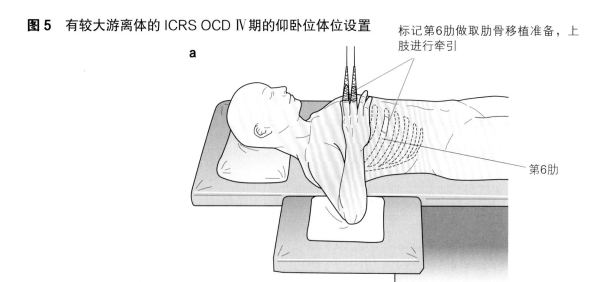

a

标记第6肋做取肋骨移植准备，上肢进行牵引

第6肋

b. 关节镜下切除前方关节腔内的游离体，确认病灶后在进行移植重建术

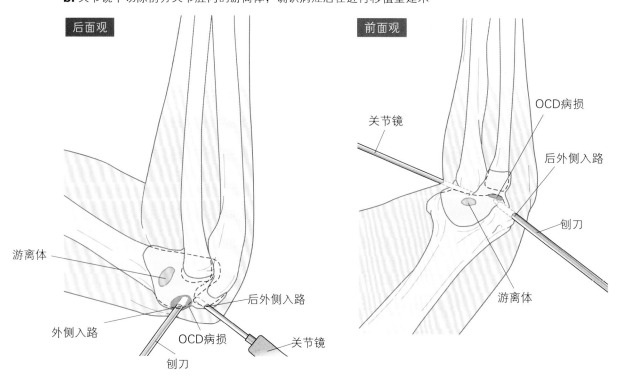

后面观

游离体

外侧入路

OCD病损

后外侧入路

刨刀

关节镜

前面观

关节镜

OCD病损

后外侧入路

刨刀

游离体

OCD Ⅲ期的手术入路进行处理。即：小病灶进行游离体的摘除，病灶清理及钻
孔术，采用俯卧位下的关节镜手术（**图4**）；大病灶在仰卧位下，仅用关节镜进
行游离体（尤其是前方的）摘除（**图5**），然后取肋骨进行骨软骨移植术。

如果OCD病灶发生剥脱的时间较长，病灶自身的形态也会发生改变，并导致
肘关节出现继发性的退变，此时可在俯卧位下进行游离体的摘除及增生骨棘的切
除术，对肘关节进行成形[5]。

手术概要

1 前方镜视下观察

2 确保视野清晰

3 确认 OCD 病灶　

4 镜视下行前方关节成形术

5 后方镜视下观察

6 后外侧镜视下观察

典型病例影像所见

【病例】**术前**

肱骨小头剥脱性骨软骨炎，
病灶较局限，适合镜视下
清理、成形。

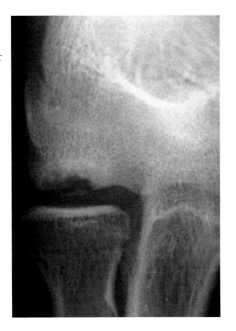

手术方法

1 前方镜视下观察

可使用常用的肘关节入路。如前所述，术前要考量并确定主要入路。笔者通常从前内侧开进行始镜视下的手术操作。

2 确保视野清晰

当前方关节腔内因滑膜增生或游离体的存在而妨碍视野时，清理影响视野的滑膜等组织，确保视野的清晰。关节囊破损后，灌注液会向肌层渗漏，导致肿胀反而会影响镜下的视野。

3 确认 OCD 病灶

尽可能在肘关节伸直位下，从前方确认OCD病灶。用探钩探查并评估病灶的稳定性（**图6a**）。如果需要对病灶进行清理，从前外侧入路插入刨刀或磨钻进行清理（**图6b**）。

4 镜视下行前方关节成形术

进行病灶的清理时，如果有必要，可切除尺骨冠突及肱骨冠突窝的增生骨棘，进行关节的成形。OCD的晚期随着关节的增生退变，桡骨头会显著地增生肥大，需要对桡骨头进行切除成形。

5 后方镜视下观察

从后方入路观察鹰嘴及鹰嘴窝。切除滑膜以确保视野清晰，取出游离体并切除鹰嘴周围的增生骨棘。

镜视下进行前方关节的成形与后方增生骨棘的切除时，其操作方法同骨性关节炎，可参考其他参考书[6]。

6 后外侧镜视下观察

从外侧入路观察肱骨小头，并从后方确认OCD病灶（**图6c、d**）。在伸肘位从前方入路只能观察到1/2范围的OCD病损，评估肘关节的OCD病损需要用到后外侧入路。保持肘关节处于屈曲位，从该入路观察OCD病损最便捷；在镜视下对病灶清理完毕后，从该入路也可以在接近垂直的方向对软骨下骨进行钻孔术（**图6e、f**）。

如果需要在开放直视下从后方进行重建手术，也必须在镜视下完成对前方关节腔的处理，镜下处理前方关节腔造成的损伤最小。

128

图6 镜下对肱骨小头 OCD 病灶进行清理成形术

a、b：首先镜视下从前方清理并切除游离体及滑膜，然后确认病灶所在位置

从前方镜视下清理前方的 OCD 病灶

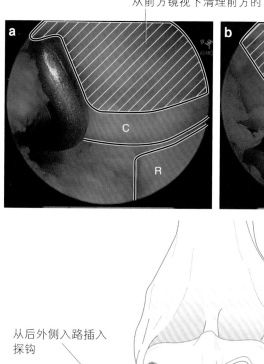

从后外侧入路插入
探钩

探钩探查后根据
需要对病灶进行
清理

c、d：从后方入路镜视观察，对病灶进行清理。探钩探查病灶的大小

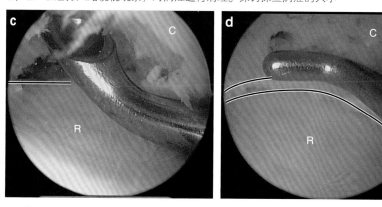

后外侧入路

e、f：清理后钻孔

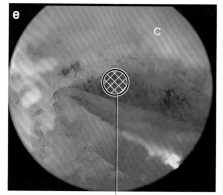

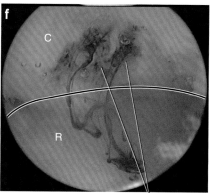

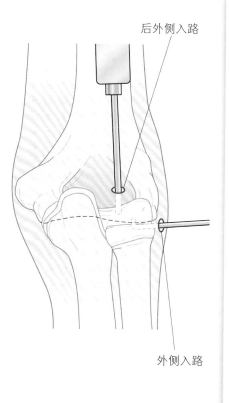

外侧入路

预钻的骨孔

从骨孔流出的血液

典型病例影像

【病例】术后

镜视下病灶清理成形术后。本例术后肘关节疼痛改善，术后3个月运动复归。

术后1年　　　　　　　　　术后2年　　　　　　　　　术后3年

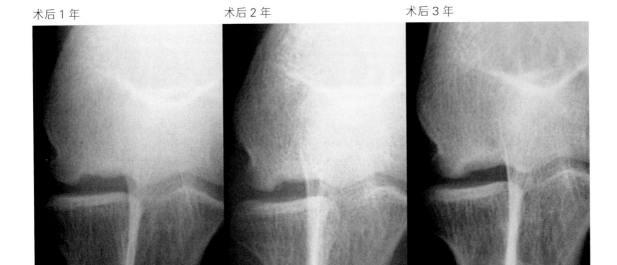

康复治疗

　　修复术或重建术完成后，按术后的康复指南进行康复。如果进行了镜视下的关节成形术，为预防血肿形成，术后关节腔内可放置直径3 mm的封闭式引流24 h。为了减轻患肢的肿胀，用棉垫及弹力绷带包扎，拔出引流后尽早开始功能锻炼。

　　如果肿胀较严重可给予非甾体消炎镇痛药物（NSAIDs），通常1周内肿胀可消退，通过主动康复锻炼，关节功能可自然恢复。经过1~2个月的关节活动度及肌力锻炼后，以3个月左右运动复归为目标，在医生指导下进行康复锻炼。

并发症与解决办法

　　笔者并没有处理严重并发症的经验。在切除骨棘进行关节成形术后，当关节内出现血肿并有肢体的肿胀时，如果无视血肿的出现进行运动康复（尤其进行被动康复）时，容易导致异位骨化的形成，并可导致关节僵硬、活动受限。如果肿胀较严重可服用NSAIDs，并轻柔地进行康复锻炼。

预后

如果OCD的病灶较小，术后即使X线检查有骨缺损的存在，多数情况下在术后的2~3年，骨缺损处会有一定程度的骨形成（参考前面病例）。

如果是较大的病损，尤其是在手术时骨骺尚未闭合，而且是从肱骨小头中央向外侧广泛波及的病损，如果进行了病损的切除，会导致术后桡骨头增生肥大的变化进行性加重。笔者目前对上述较大的病灶在完成清理后，追加进行骨软骨移植术[7]。

病灶局限于肱骨小头的中央，肱桡关节不匹配时，最适合进行镜下的清理成形术[5]。

● 文献

[1] POEHLING G G, WHIPPLE T L, SISCO L, et al. Elbow arthroscopy：a new technique. Arthroscopy, 1989, 5：222–224.

[2] 島田幸造. 変形性肘関節症・リウマチ肘に対する肘関節鏡視下手術. 臨床整形外科, 2008, 43：443–450.

[3] 三浪三千男, ほか. 肘関節に発生した離断性骨軟骨炎 25 例の検討. 臨整外, 1979, 14：805–810.

[4] BRITTBERG M, WINALSKI C S. Evaluation of cartilage injuries and repair. J Bone Joint Surg, 2003, 85–A（supple 2）：58–69.

[5] 三宅潤一, 正富 隆, 高樋康一郎, ほか. 肘関節離断性骨軟骨炎に対する鏡視下病巣切除術の成績. 臨床整形外科, 2009, 44：303–308.

[6] 島田幸造. 変形性肘関節法の鏡視下関節形成術. 整形外科最小侵襲手術ジャーナル, 2010, 56：51–58.

[7] 島田幸造, 三宅潤一, 十河英司, ほか. 離断性骨軟骨炎による肘の関節面欠損に対する自家骨軟骨柱移植術. 別冊整形外科, 2008, 54：101–107.

肘关节镜手术
肱骨外上髁炎

滝川市立医院骨科　**小笹泰宏**

札幌医科大学骨科副教授　**和田卓郎**

手术指征

经口服及外用NSAIDs、激素封闭、佩戴支具制动、理疗及日常动作指导（**图1**）等保守治疗无效，且持续6个月以上症状无改善，进入慢性期的病例具有手术指征。尤其是有较严重的静息痛、握力减低、Thomsen试验肌力减低并有痛性摩擦音的病例具有较佳的手术适应证。

手术治疗的方法：①在肱骨外上髁进行切开，切除桡侧腕短伸肌（ECRB）起始部的Nirschl法[1]。②追加环状韧带部分切除及滑膜皱襞切除的Boyed法[2]。在肘关节镜视下从关节内进行ECRB起始部病灶的切除，同时对关节内滑膜皱襞的病变进行详细观察，并进行镜下处理，该法具有损伤较小的优点[3,4]。

术前再确认

◆ 疼痛再确认

对疼痛是否由外上髁炎导致进行确认。尤其是确认压痛的部位很重要。检查压痛是否存在于外上髁，桡骨头及肱桡关节处是否也存在压痛。要排除桡神经卡压及剥脱性骨软骨炎等疾病。要检查确认Thomsen试验、中指背伸试验及Chair试验等有无诱发疼痛的情况（**图2**）。

◆ 影像再确认

在ECRB起始部，80%~90%的病例可发现高信号MRI T2增强像（**图3a**）[5]。关节造影CT（**图3b**）可发现关节囊的断裂像[6]。

◆ 手术器械再确认

使用30°角、4.0 mm的关节镜；70°角关节镜作为备用镜。并需准备刨刀及射频消融刀头。具有吸引功能的射频消融刀头，有助于确保视野清晰。此外，亦需准备各种镜下用钳。

图1 日常动作指导

持重物时避免肘关节伸直、前臂旋前及腕关节背伸，因此时 ECRB 的负荷最大。持重物时尽可能使肘关节屈曲、前臂旋后及腕关节屈曲。

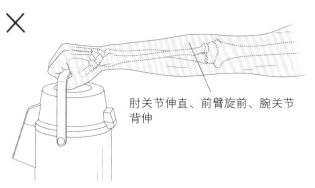
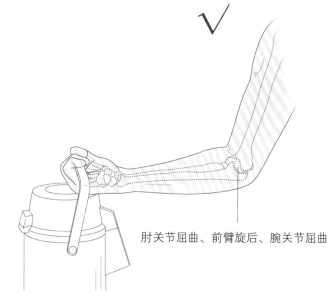

肘关节伸直、前臂旋前、腕关节背伸

肘关节屈曲、前臂旋后、腕关节屈曲

图2 疼痛诱发试验

a. Thomsen 试验

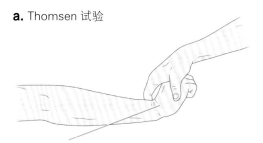
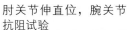

肘关节伸直位，腕关节抗阻试验

b. 中指背伸试验

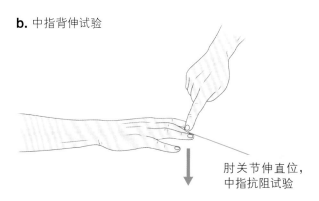

肘关节伸直位，中指抗阻试验

c. Chair试验

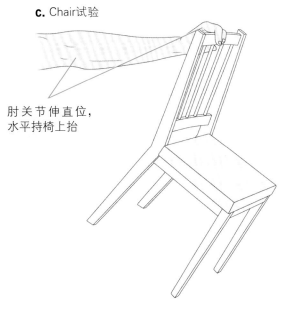

肘关节伸直位，水平持椅上抬

◆ 麻醉及体位再确认

依据术者及麻醉师的选择，可以采用全麻，也可以联合使用全麻与神经阻滞麻醉。

患者可取仰卧位、俯卧位或侧卧位，每种体位都有其优缺点。笔者通常让患

图3　肱骨外上髁炎

a. T2 增强像。ECRB 附着部可见高信号（箭头所指）

b. 关节造影 CT。可见关节外有造影剂的渗漏（箭头所指）

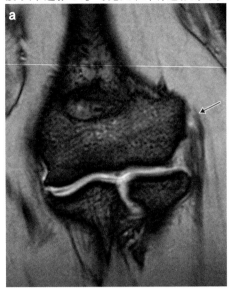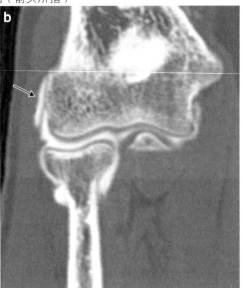

图4　体位

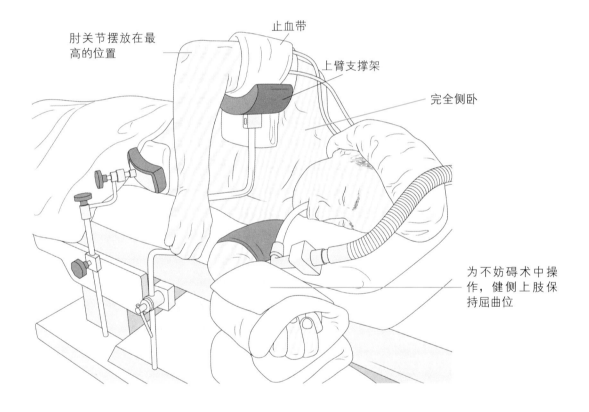

者取侧卧位。

　　患者上臂缠绕较薄的止血带，用支撑架支撑上臂；前臂下垂保持肘关节屈曲
（**图4**）。铺单要尽可能简洁化，并要求不妨碍手术。前臂缠绕无菌弹力绷带，
预防灌注液渗入软组织导致前臂肿胀（**图5**）。

◆ 手术入路再确认

　　在对术区进行消毒之前，用油性记号笔标记外上髁、内上髁、鹰嘴、桡骨头、

图5 铺无菌单

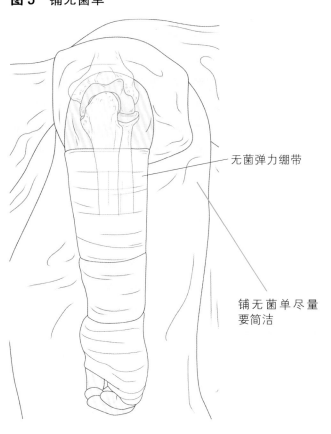

无菌弹力绷带

铺无菌单尽量
要简洁

图6 记号笔标记体表标志

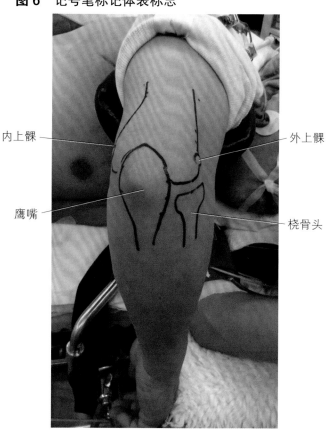

内上髁

鹰嘴

外上髁

桡骨头

内侧肌间隔、尺神经及手术入路（**图6**）。

◉**前方入路（图7）**

·近端内侧入路（proximal-medial portal）

是插入关节镜的第一个入路。位于肱骨内上髁近端1 cm、内侧肌间隔前方
1 cm处。几乎可以观察到肘关节前方的全貌。术前要确认尺神经有无半脱位。

·前外侧入路（antero-lateral portal）

位于肱骨外上髁近端1 cm及1 cm前方。从近端内侧入路用inside-out法建立前
外侧入路（**图8**）。桡神经深支在关节囊的前方走行。

·近端外侧入路（proximal-lateral portal）

在肱骨外上髁近端2 cm处，沿肱骨的前缘建立该入路。用outside-in法建立。
该入路是前方入路中最安全的入路。这两个外侧入路主要作为工作入路使用。

◉**后方入路（图7）**

·外侧中央入路（mid-lateral portal）

位于鹰嘴、肱骨小头与桡骨头围成的三角形内的软点之中。在插入关节镜前
注入生理盐水。可用该入路作为工作入路处理肱桡关节的后方。

·后外侧入路（postero-lateral portal）

位于外侧中央入路的近端，平尺骨鹰嘴水平。进行肱骨外上髁炎的手术时，
为观察肱桡关节后方的主要入路。

·后正中入路（postero-central portal）

是经肱三头肌腱的入路，位于鹰嘴尖端的2~3 cm处，贯穿肱三头肌腱的中央，
穿刺锥尖端朝向鹰嘴窝建立该入路。可观察鹰嘴窝、鹰嘴及肱骨滑车并进行处理。

图7 入路

a. 近端内侧入路

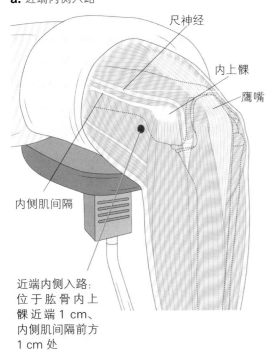

尺神经

内上髁

鹰嘴

内侧肌间隔

近端内侧入路:位于肱骨内上髁近端1 cm、内侧肌间隔前方1 cm处

b. 外侧入路

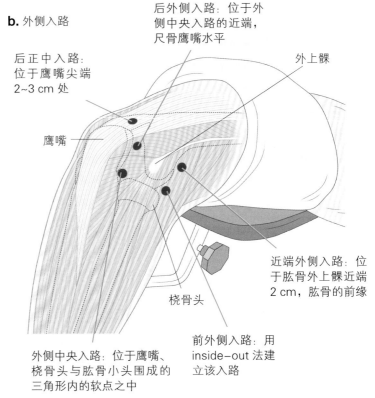

后外侧入路:位于外侧中央入路的近端,尺骨鹰嘴水平

后正中入路:位于鹰嘴尖端2~3 cm处

外上髁

鹰嘴

近端外侧入路:位于肱骨外上髁近端2 cm,肱骨的前缘

桡骨头

前外侧入路:用inside-out法建立该入路

外侧中央入路:位于鹰嘴、桡骨头与肱骨小头围成的三角形内的软点之中

图8 建立前外侧入路

用关节镜视观察,确认合适的位置后向前方推进关节镜,然后用尖锐的穿刺锥替换,建立入路。

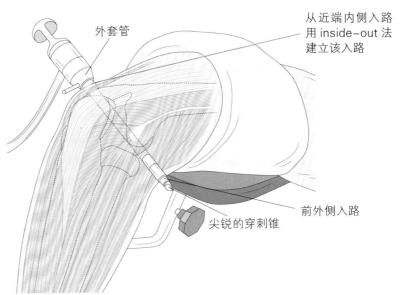

外套管

从近端内侧入路用inside-out法建立该入路

前外侧入路

尖锐的穿刺锥

◆ **灌注方法再确认**

　　为了安全地进行肘关节镜的操作,需要维持一定的灌注压力使关节囊膨胀起来。维持灌注压力的方法有重力法和使用持续灌注泵两种方法。灌注压力过高会使灌注液外渗至软组织,发生肿胀,并影响视野妨碍观察,还可能压迫血管与神经。

手术概要

1 建立前方入路并观察病 变组织

2 切除 ECRB 起始部的病 变组织及滑膜皱襞 难点

3 建立后方入路并观察病 变组织

4 切除肱桡关节后方的滑膜皱襞

5 关闭切口

典型病例影像

【病例】 **术前**

ⓐ前外侧入路镜视像。可见关节囊 完全断裂（箭头所指）。
ⓑ后方入路镜视像。可发现覆盖 在肱桡关节后方的滑膜皱襞。
C：肱骨小头；R：桡骨头；
P：滑膜皱襞；U：尺骨。

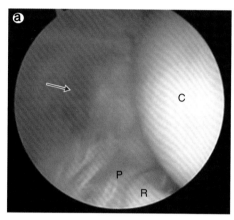
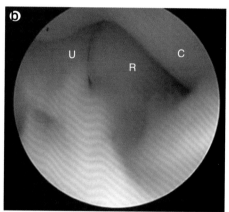

手术方法

1 建立前方入路并观察病变组织

　　18 G针从软点向肱桡关节的后方刺穿关节囊，注入15~30 mL生理盐水，使 关节囊充分膨胀（**图9**）。如果生理盐水准确地注入了关节腔，可观察到肘关节 发生轻度背伸。

　　在近端内侧入路处切开皮肤，直钳分离皮下组织后，用尖锐的穿刺锥的尖端 抵住肱骨的前方，然后穿刺锥的尖端向桡骨头方向滑动并刺穿关节囊。镜下观察 前方关节腔内ECRB起始部关节囊的状态，有无滑膜皱襞。也需要注意观察肱骨 小头及桡骨头有无软骨损伤。

手术技巧及注意事项

　　如果关节腔膨胀的不理想，不能保证充分的观察视野时，可让助手把持探 钩，用探钩作为撑开器，把前方关节囊推开（**图 10**）。

图 9　关节腔内注入生理盐水

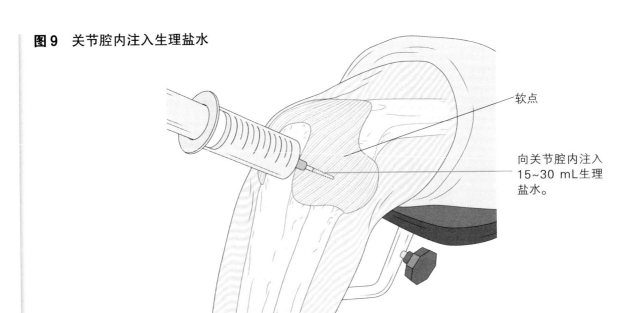

软点

向关节腔内注入
15~30 mL生理
盐水。

图 10　探钩的使用

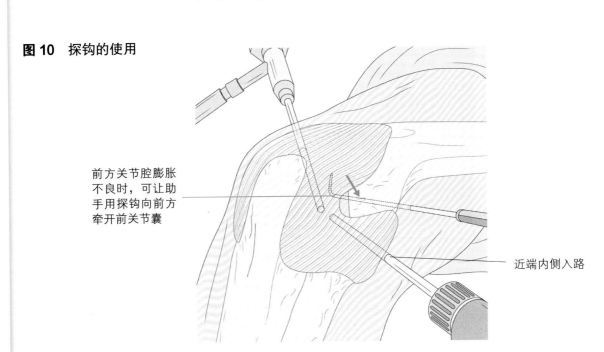

前方关节腔膨胀
不良时，可让助
手用探钩向前方
牵开前关节囊

近端内侧入路

2 切除 ECRB 起始部的病变组织及滑膜皱襞　

　　建立前外侧入路、近端外侧入路，可使用刨刀、射频消融和钳子等切除病变的关节囊和ECRB的起始部（**图11**）。正常健康的腱性组织难以用刨刀切除，因此刨刀可以切除的组织均可认为是病变组织。进入肱桡关节，如果发现滑膜皱襞应给予切除。

手术技巧及注意事项

　　如果从外侧入路切除困难时，内、外侧入路交替进行切除，入路的交换可使用交换棒进行操作（**图12**）。

图 11 前方关节腔的手术操作

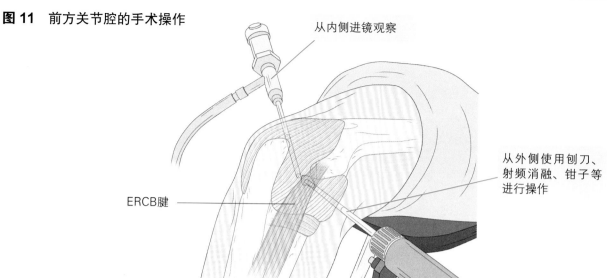

从内侧进镜观察

从外侧使用刨刀、射频消融、钳子等进行操作

ERCB腱

图 12 内、外侧入路交替使用

如果仅从外侧入路处理滑膜皱襞较困难，可内、外侧入路交替进行处理。

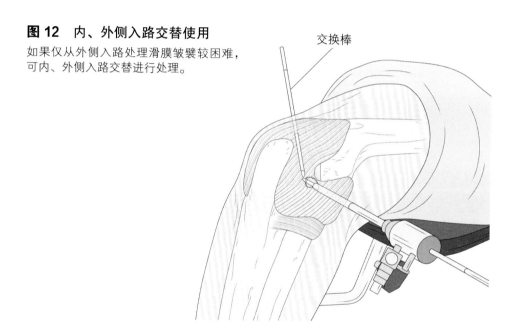

交换棒

3 建立后方入路并观察病变组织

在后外侧入路用尖刃刀切皮。该入路较安全，不会发生重要组织的损伤。关节镜进入肱桡关节的后方。

> **难点解析**
>
> **失去方向感！**
> 在肱桡关节的后方，当滑膜皱襞较大时，可能会导致失去方向感。出现这种情况时，把关节镜插入鹰嘴窝，沿鹰嘴的外侧缘滑动，进入肱桡关节，这样比较容易重新获得视野和方向感（**图 13**）。

图 13　关节镜插入关节腔的后方

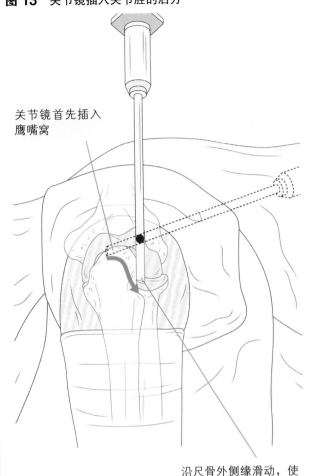

关节镜首先插入鹰嘴窝

沿尺骨外侧缘滑动，使关节镜进入肱桡关节的后方

图 14　后方关节腔内的手术操作

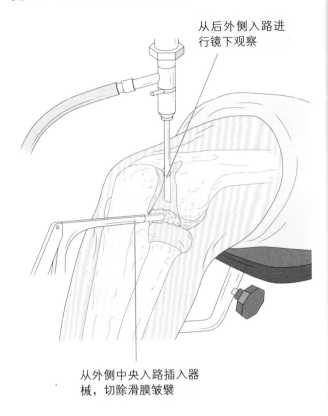

从后外侧入路进行镜下观察

从外侧中央入路插入器械，切除滑膜皱襞

4　切除肱桡关节后方的滑膜皱襞

从软点入路插入刨刀、射频消融、钳子等进行滑膜皱襞的切除（**图14**）。充分切除肱桡关节及上尺桡关节内的滑膜皱襞。

5　关闭切口

术后不需要放置引流。因为肿胀，后方的皮肤缝合后会有较大的张力，需要注意。术后用弹力绷带加压包扎。不需要外固定。

手术技巧及注意事项

尽可能地在较短的时间内结束手术，否则软组织会发生肿胀，影响视野，进而影响手术操作。术前要对影像诊断充分分析、评估，手术的操作顺序术前要有充分的规划。

典型病的影像

【病例】术后

ⓐ前外侧入路镜视下所见。前外侧关节囊，ECRB 腱及滑膜皱襞切除后露出 ECRL（箭头所指）。
ⓑ后方镜视下所见。滑膜皱襞切除后。
ⓒ肱骨小头；R：桡骨头；P：滑膜皱襞。

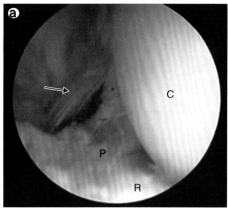
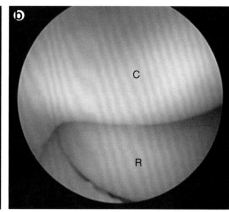

并发症与解决对策

据报道，肘关节镜手术的并发症高达 3%~12%。最严重的并发症为神经损伤[7,8]。桡骨头前方关节囊的外面有桡神经深支走行，在前方关节腔进行手术操作时，要保持肘关节在屈曲位下进行灌注，使关节囊膨胀。刨刀的刀头要朝向关节腔的方向，一定要在关节镜的视野内进行操作。

康复治疗

术后第 2 日开始进行腕关节、肘关节的主动康复锻炼。术后 2 周开始进行关节的被动锻炼及前臂肌力的强化锻炼。术后即可开始轻体力工作，术后 1 个月可开始重体力工作。3 个月后允许进行正常的运动。

● 文献

[1] NIRSCHL R P, PETTRONE F A.Tennis elbow. The surgical treatment of lateral epicondylitis. J Bone Joint Surg, 1979, 61-A：832-839.

[2] BOYD H B, MCLEOD A C J R. Tennis elbow. J Bone Joint Surg, 1973, 55-A：1183-1187.

[3] BAKER C L J R, MURPHY K P, et al. Arthroscopic classification and treatment of lateral epicondylitis：two-year clinical results. J Shoulder Elbow Surg, 2000, 9：475-482.

[4] WADA T, MORIYA T, et al. Functional outcomes after arthroscopic treatment of lateral epicondylitis. J Orthop Sci, 2009, 14：167-174.

[5] 森谷珠美, 和田卓郎, ほか. 上腕骨外側上顆炎の術前 MRI 所見と鏡視所見. 日本肘関節学会雑誌, 2008, 15：78-80.

[6] 佐々木浩一, 和田卓郎, ほか. 上腕骨外側上顆炎の術前 CT 関節造影所見と術中鏡視所見の比較. 日本肘関節学会雑誌, 2009, 16：44-47.

[7] DUMONSKI M L, ARCIERO R A, MAZZOCCA A D. Ulnar nerve palsy after elbow arthroscopy. Arthroscopy, 2006, 22：577.e1-577.e3.

[8] KELLY E W, MORREY B F, O'DRISCOLL S W. Complications of elbow arthroscopy. J Bone Joint Surg, 2001, 83-A：25-34.

肘关节镜手术
类风湿关节炎滑膜切除术

防卫医科大学骨科讲师　**有野浩司**

手术特点

类风湿关节炎（RA）镜下滑膜切除术的特点是视野会被滑膜所遮挡。需要清理滑膜改善视野，当桡骨、尺骨、肱骨清晰可见，视野变得清晰时，手术结束。

如果RA患者除肘关节病变外，同时有肩关节活动受限，手术体位的摆放需要谨慎小心，而且术前要检查各关节活动受限的程度。

体位

患者取俯卧位或侧卧位，前臂下垂。侧卧位更容易摆放，管理也更容易，所以原则上以采用侧卧位为宜（**图1a**）。

因肩关节的前屈上举受限，肩关节与躯干之间的角度变窄，当关节镜插入困难时，可暂时背伸肩关节，改变肩关节与躯干的角度，关节镜会变得较容易插入。关节镜插入后体位可恢复原位（**图1b**）。

当对侧的肩关节有前屈及外展受限时，可如**图1c**摆放左、右上肢。

图1　体位

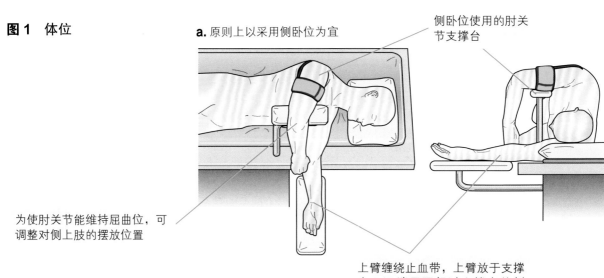

a. 原则上以采用侧卧位为宜

侧卧位使用的肘关节支撑台

为使肘关节能维持屈曲位，可调整对侧上肢的摆放位置

上臂缠绕止血带，上臂放于支撑台，远端需要超过支撑台的侧方。这样神经、血管就可以向关节的前方漂浮，在进行关节镜的操作时不容易损伤神经、血管

图1 体位（续）

b. 肩关节前屈上举受限时体位摆放法

暂时背伸肩关节，改变与躯干的
角度，关节镜会较容易插入

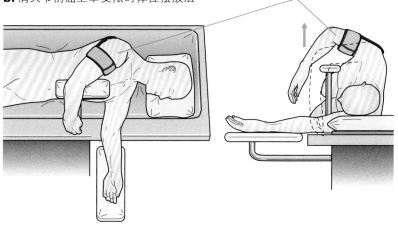

c. 对侧肩关节屈曲、外展受限时的摆放体位

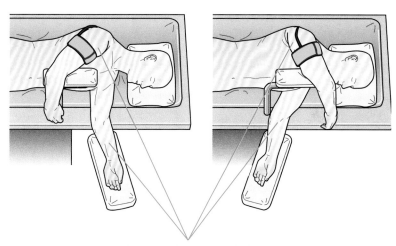

改变左、右上肢的摆放位置

手术方法

1 建立内侧入路

穿刺点位于肱骨内上髁近端2 cm、前方1 cm处。皮肤切开约1 cm（**图2**）。用直
钳分离皮下组织，用钝穿刺锥插入关节腔。

2 插入关节镜及前方镜视观察

向桡骨头的方向插入关节镜（**图3**）。镜下如果可见滑膜，证明关节镜已进入关节腔。
继续把关节镜向桡骨头方向推进（**图5**），有时因滑膜过多无法观察到桡骨头。

难点解析

钝穿刺锥无法进入足够深度时！
　　如**图4a**所示穿刺锥进入的深度是可以的。当如**图4b**所示，穿刺锥进入的
深度过浅，因为拔出穿刺锥后，外套管尚在关节外。所以在拔出穿刺锥前，一
定让外套管进入足够的深度。

图 2　建立内侧入路

皮肤切口长约 1 cm

肱骨内上髁

穿刺点位于内上髁近端 2 cm、前方 1 cm 处

图 3　前方镜视下观察

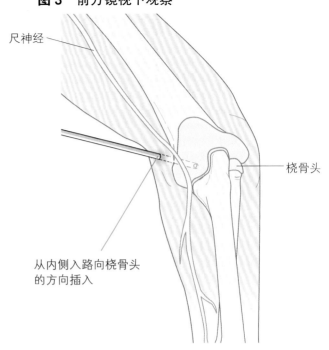

尺神经

桡骨头

从内侧入路向桡骨头的方向插入

图 4　插入钝穿刺锥时的注意事项

拔出穿刺锥后外套管仍在关节内

a. 当钝穿刺锥无法插入足够深时

关节囊

拔出钝穿刺锥后，外套管位于关节外

b. 钝穿刺锥插入的过浅

在拔出穿刺锥前把外套管向关节内继续插入

图 5　镜视观察桡骨头前方

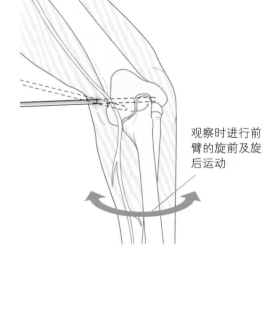

观察时进行前臂的旋前及旋后运动

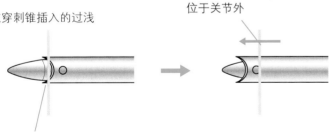

手术技巧及注意事项

　　前臂进行旋前及旋后运动时容易发现桡骨头。透过皮肤可看到关节腔内的光亮。

　　术中使用灌注装置进行灌注。灌注压不要过高，超过静脉压即可，低压灌注为宜，灌注的流量也不宜过大，尽可能减少向关节腔外渗液。为了避免发生前臂肿胀，可在前臂缠绕弹力绷带。

3 建立外侧入路

通过关节腔向皮下插入交换棒，切开皮肤，建立外侧入路（**图6**）。从外侧沿交换棒插入关节镜套管。

> **手术技巧及注意事项** ....
>
> 如果最初关节囊内侧的穿刺点建立得比较偏外侧，可用交换棒重新建立新的穿刺点（**图7**）。

图6 外侧入路的建立

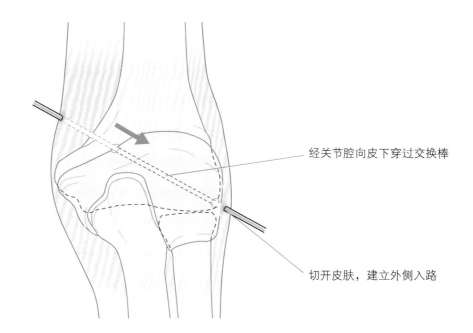

经关节腔向皮下穿过交换棒

切开皮肤，建立外侧入路

图7 内侧关节囊穿刺点的重新建立

最初关节囊内侧的穿刺点建立得比较偏外侧时，可使用交换棒重新建立新的穿刺点。

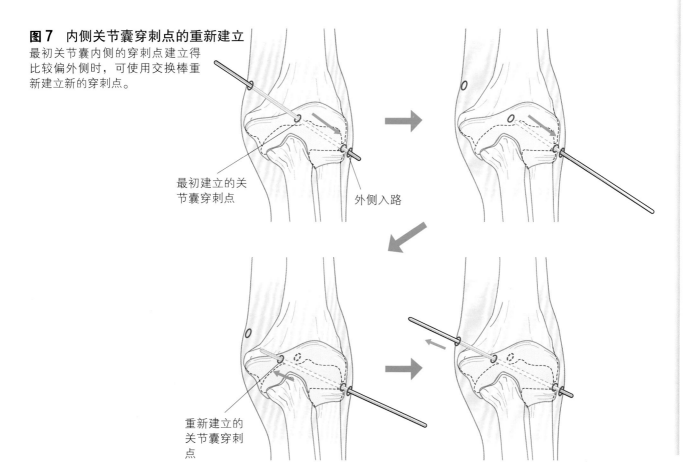

最初建立的关节囊穿刺点

外侧入路

重新建立的关节囊穿刺点

4 切除滑膜

从内侧进镜观察，从外侧用刨刀进行滑膜切除（**图8a**）。当滑膜较多，影响视野时，可把关节镜与刨刀保持在同一条直线上，从正对面看到刨刀，可开始安全地进行滑膜切除（**图8b**）。

当可以看到红色的肌肉时，关节囊已经切除，可以结束滑膜切除术（**图8c**）。

在后方从后外侧及后方近端等入路进行滑膜切除（**图9**）。

图 8 切除滑膜

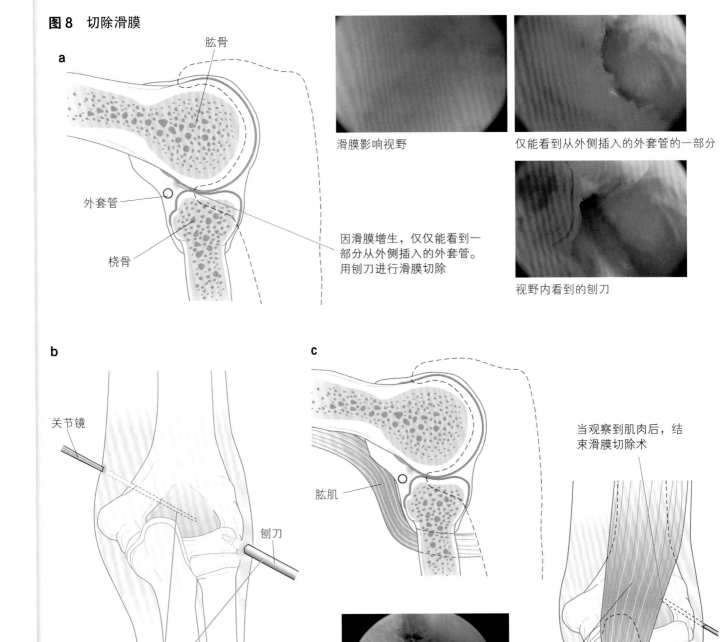

滑膜影响视野

仅能看到从外侧插入的外套管的一部分

因滑膜增生，仅仅能看到一部分从外侧插入的外套管。用刨刀进行滑膜切除

视野内看到的刨刀

保持关节镜与刨刀在一条直线上时，从正对面可看到刨刀，并安全地进行滑膜切除

当观察到肌肉后，结束滑膜切除术

图 9 后方滑膜的切除

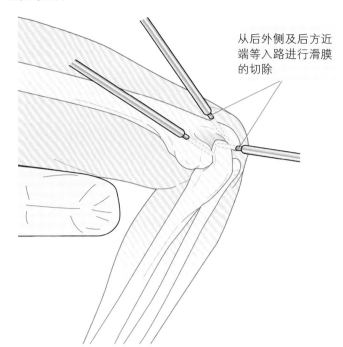

从后外侧及后方近端等入路进行滑膜的切除

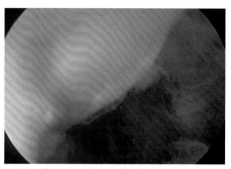

滑膜切除后可看清尺骨鹰嘴

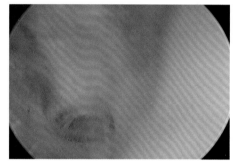

滑膜切除后可见关节囊

并发症及解决对策

从手术入路进出器械时如果能注意神经损伤的风险，一般不会出现严重的并发症。

如果灌注液渗出过多，可导致上臂及前臂严重肿胀，关节腔变小并会影响观察视野。在变狭小的视野内不要勉强地进行刨刀的操作，避免损伤肌肉及神经。

康复治疗

为了减轻关节外渗液引起的肘关节周围肿胀，可进行2~3日的外固定，患肢抬高。去除外固定后进行主动运动康复。术后肿胀与疼痛较术前有减轻，不需要特别的康复锻炼。

肘关节镜手术
肘管综合征

鹤田骨科理事长　**鹤田敏幸**
鹤田骨科诊疗部长　**峰　博子**

手术特点

本手术是对肘管综合征的患者，在肘部进行局部小切口切开，利用关节镜进行肘管的切开及神经减压术。本手术适用于适合进行传统切开的尺神经前方移位（Osborne法）及肘管成形术（King法）的病例。本手术也可在小切口内进行肘部腱鞘囊肿及滑车上肘肌异常的处理。本手术是利用了新鲜尸体标本进行研究后确立的术式[1]，具有创伤小、安全性高的特点。

手术方法[2]

1 皮肤切口与显露

麻醉可采用上肢神经阻滞或全麻的方法。止血带缠绕上臂的近端，在肘管部尺神经走行的后方做一3 cm长微弧形的皮肤切口（**图1**）。首先在直视下切开覆盖在尺神经上方的Osborne韧带，分离操作时注意不要损伤视野内的尺神经及伴行血管（**图2**）。

2 向远端进行的手术操作 难点

从内上髁开始向远端进行操作。直视下切断位于尺侧腕屈肌近端的浅筋膜，在浅筋膜的正下方用探钩或直钳沿尺神经走行的方向分离肌纤维（**图3a**）。然后在该部位插入玻璃套管，玻璃套管壁上纵向裂隙的开口朝向筋膜，在镜视下用推刀沿玻璃套管壁的开口向远端滑动，切开浅筋膜约10 cm（**图3b**）。

把尺侧屈腕肌向两侧钝性分离，直视下确认尺神经在指深屈肌–旋后肌腱膜的入口，用尖刃刀切断入口处腱膜（**图4**）。切断腱膜时注意不要损伤与神经伴行的血管。然后可以把玻璃套管顺利地插入腱膜下方，用推刀把腱膜向远端方向切开5~6 cm（**图5a**）。

图1 体位及皮肤切口

患者取仰卧位，肩关节90°外展、外旋，助手协助患者保持肘关节90°屈曲、旋后。

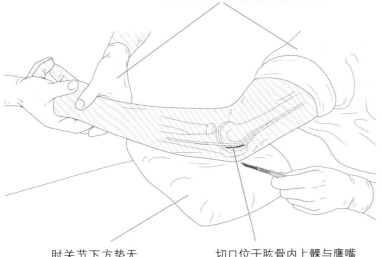

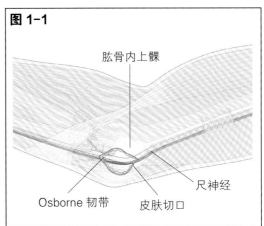

图1-1

肱骨内上髁

Osborne 韧带

尺神经

皮肤切口

肘关节下方垫无菌敷布，抬高约10 cm

切口位于肱骨内上髁与鹰嘴内侧缘之间，沿尺神经走行的方向切开皮肤约3 cm

图2 直视下分离尺神经

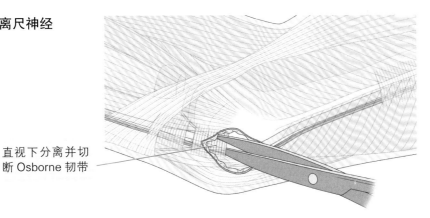

直视下分离并切断 Osborne 韧带

图3 从内上髁向远端进行操作

镜视下沿玻璃管壁上的开口，滑动推刀的同时切开浅筋膜

使用5 mm 直径的玻璃套管。玻璃套管的长度为12 cm，最长可切开约10 cm 的筋膜

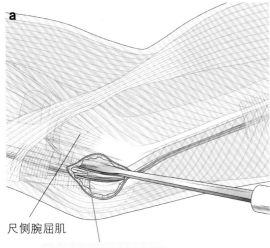

a

尺侧腕屈肌

直视下切断尺侧腕屈肌近端的浅筋膜，在切开浅筋膜的正下方沿尺神经的走行方向分离肌纤维

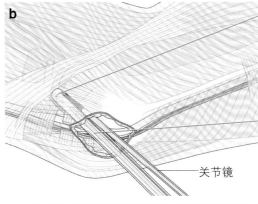

b

关节镜

图3b-1

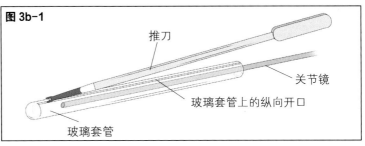

推刀

关节镜

玻璃套管上的纵向开口

玻璃套管

图4 尺神经在指深屈肌 – 旋后肌腱膜的入口处

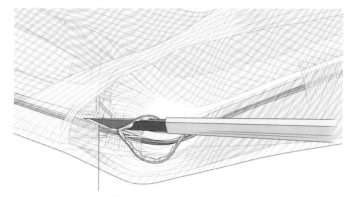

指深屈肌 – 旋后肌腱膜

图5 切断指深屈肌 – 旋后肌腱膜

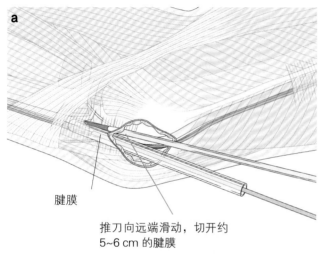

a

腱膜

推刀向远端滑动，切开约
5~6 cm 的腱膜

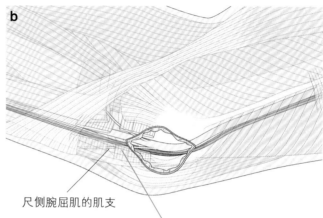

b

尺侧腕屈肌的肌支

在尺神经的后下方，直视下可确认尺侧腕屈肌的肌支及
伴行血管。向腱膜的下方插入玻璃套管时注意不要损伤
血管

手术技巧及注意事项

（1）准确地切断在尺侧腕屈肌下方的指深屈肌 – 旋后肌腱膜非常重要。
该腱膜的变异非常大，从较厚、面积较大、张力较高到较薄的膜状物，可有多
种形态存在。尺神经在该部位受到卡压的可能性较大，即使进行尺神经前方移
位术或肘管成形术（King 法），如果不进行该部位的切断，也可能会导致术后
的效果欠佳，因此必须对该腱膜进行处理。

（2）镜视下切断筋膜的注意要点：切断筋膜时要直视下确认尺神经后下方
的伴行血管及尺侧腕屈肌的肌支（**图 5b**）。避免对以上结构造成损伤，玻璃套
管的纵行开口要正对筋膜的方向进行筋膜切开的操作。

（3）为防止复发，对可能发生卡压的部位要进行准确的减压处理，这一点
非常重要。

3 近端的操作

接下来从肱骨内上髁开始向近端进行操作。把玻璃套管插入尺神经与内侧肌
间隔之间，切断位于内侧肌间隔中段水平的Struthers弓（**图6a**）。然后在直视下
切除内侧肌间隔远端约3~4 cm（**图6b**）。

图6 从内上髁向近端的操作

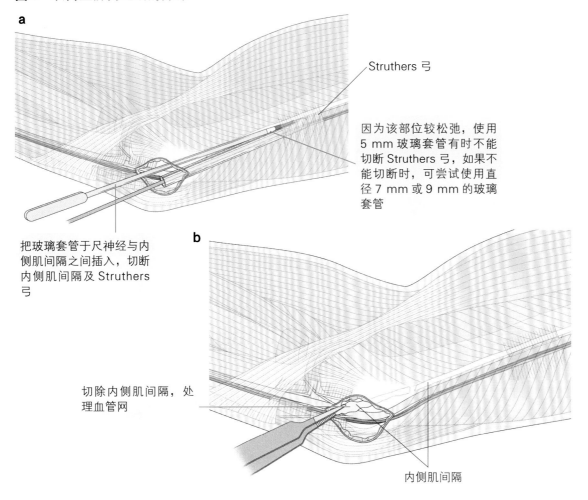

a

Struthers 弓

因为该部位较松弛，使用
5 mm 玻璃套管有时不能
切断 Struthers 弓，如果不
能切断时，可尝试使用直
径 7 mm 或 9 mm 的玻璃
套管

把玻璃套管于尺神经与内
侧肌间隔之间插入，切断
内侧肌间隔及 Struthers
弓

b

切除内侧肌间隔，处
理血管网

内侧肌间隔

手术技巧及注意事项

（1）注意不要损伤与神经伴行的血管。近端与远端一样，伴行血管走行在
神经的后下方，所以玻璃套管必须准确地插入内侧肌间隔与尺神经之间（**图6a**）。
套管的纵向开口朝向肌间隔，然后进行肌间隔的切断。

（2）要尽可能地切断 Struthers 弓，根据基础试验（使用新鲜尸体的试验）
发现有 20% 的病例切断不完全，镜视下完整切断会有一定困难。但笔者并未发
现因切断不完全，又重新出现临床症状而需要再次手术的病例。

难点解析

避免神经血管损伤

有时，镜下会发现与玻璃套管几乎呈垂直方向走行的血管（**图7**），进行
肌间隔的切断时尽可能不要损伤血管。

图7 进行近端的操作时发现的与
玻璃套管垂直走行的小血管
注意避免损伤小血管。

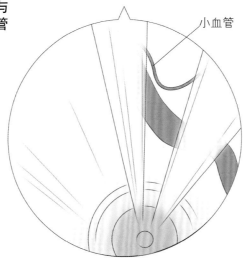

小血管

图8 切除内上髁

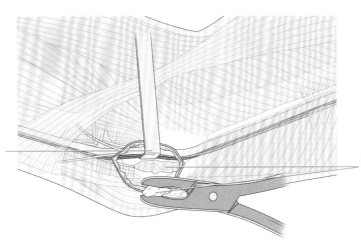

因为皮肤切口较小，一
定要用拉钩保护好尺神
经与伴行血管

用咬骨钳一块一
块地进行内上髁
的咬除

4 切除内上髁

如果有反复性尺神经脱位及肘关节的骨性关节炎时，最后需要进行内上髁的切除。进行该操作时，因皮肤切口较小，需要用拉钩保护尺神经与伴行血管，然后用咬骨钳一块一块地进行内上髁的咬除（**图8**）。咬除的骨量控制在肘关节屈伸时，尺神经可以顺利地滑动到前方即可。

康复治疗

手术大约耗时30 min。术后进行约1周的长臂石膏固定（从上臂至手的近端掌指关节），固定期间，可在换药时进行肘关节的屈伸锻炼。

● 文献
［1］TSAI T M, BONCZAR M, TSURUTA T, et al. A new operative technique：Cubital tunnel decompression with endoscopic assistance. Hand Clinics, 1995, 11：71–80.
［2］鹤田敏幸 . 内視鏡視下肘部管開放術 . J MIOS, 2007, 43：59–64.

腕关节镜手术

腕关节镜手术相关解剖知识与基本手术技巧

济生会下关综合医院骨科主任　**安部幸雄**

腕关节镜的历史与意义

随着微创手术的飞跃进展，腕关节镜手术也取得了长足的进步。1979年，Chen发表了首篇腕关节镜手术的论文[1]，以后以美国为中心，自20世纪80年代起，腕关节镜手术发展到今天，已经可以进行骨折固定、关节成形、关节融合、关节松解等多种手术[2]。

腕关节由桡腕关节、腕中关节及下尺桡关节三部分组成，上述每个关节均可以进行关节镜手术。本文就腕关节镜手术的入路、方法、解剖及镜下观察要点，对三个关节进行介绍。

术前再确认

◆ 手术器械再确认

准备2.3 mm的30°斜视镜。观察下尺桡关节及儿童的腕关节时，建议使用1.9 mm的关节镜。此外，还要准备探钩、钳子及剪刀等腕关节镜相关器械。进行滑膜的切除及清理三角纤维软骨复合体（TFCC）时需要准备刨刀及射频消融。

◆ 麻醉再确认

可选择使用局麻、神经阻滞或全麻。如果手术时间较长，建议使用全麻。较另外两种麻醉，全麻更易使关节变得松弛，使关节间隙张开得更大。

◆ 牵引再确认

采用垂直牵引是腕关节镜的手术特点。采用尼龙制的指套进行牵引可避免损伤皮肤。使用蜘蛛臂（SPIDER）等牵引装置，可调解牵引的力量，并变换前臂的旋前、旋后的位置（**图1**）。如果采用水平牵引，手术操作会变得比较复杂。

◆ 手术适应证再确认

腕关节镜可用于多种腕关节疾病的诊断及治疗。**表1**为目前可用于腕关节镜下手术的疾病。

手术概要

◆ 桡腕关节

1 建立入路

2 镜下检查

◆ 腕中关节

1 建立入路

◆ 下尺桡关节

1 建立入路

3 镜下所见及观察要点

2 镜下所见及观察要点

2 镜下所见及观察要点

图 1 腕关节镜手术组套
利用蜘蛛臂进行牵引。

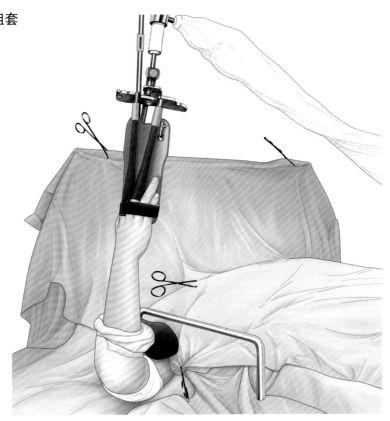

表 1 腕关节镜视下手术适应证

腕关节滑膜炎	下尺桡关节不稳
TFCC 损伤	近排腕骨切除术
桡骨远端骨折	桡骨茎突切除术
舟骨骨折（假关节）	尺骨头部分切除术
骨间韧带损伤	部分腕关节融合术
腱鞘囊肿	腕关节挛缩腕关节松解术

手术方法

桡腕关节

1 建立入路

　　手术入路多以背侧入路为主（**图2**）。伸肌腱鞘3-4入路（拇长伸肌腱-指伸肌腱之间）及4-5入路（指伸肌腱-小指伸肌腱之间）为最基本的入路。3-4入路位于中指桡侧缘连线上，在Lister结节远端约1 cm的位置。因桡骨有尺偏角的存在，4-5入路的穿刺点较3-4入路稍偏向近端。6R入路（小指固有伸肌腱-尺侧腕伸肌腱之间）处理腕关节的尺侧比较方便，6U入路（尺侧腕伸肌腱的尺侧）可作为排液的入路或修复TFCC的缝合入路。

　　以上入路为腕关节镜手术的基本入路，可完成桡腕关节大部分的镜下手术，但是对腕关节的背侧、桡侧的边缘部分及骨间韧带的掌侧进行镜下的处理较困难。对上述处理困难的部位，可建立1-2入路（拇短伸肌腱-桡侧腕长伸肌腱之间）或桡掌侧（桡侧腕屈肌腱桡侧）入路（**图3**）进行处理。桡掌侧入路建立在桡侧腕屈肌腱（FCR）的桡侧，在近端腕横纹处做长约1 cm的皮肤切口，确定FCR后，将其拉向尺侧，在FCR腱鞘处建立桡掌侧入路[3]。该入路远离神经血管，相对较安全。

图 2　桡腕关节的背侧入路

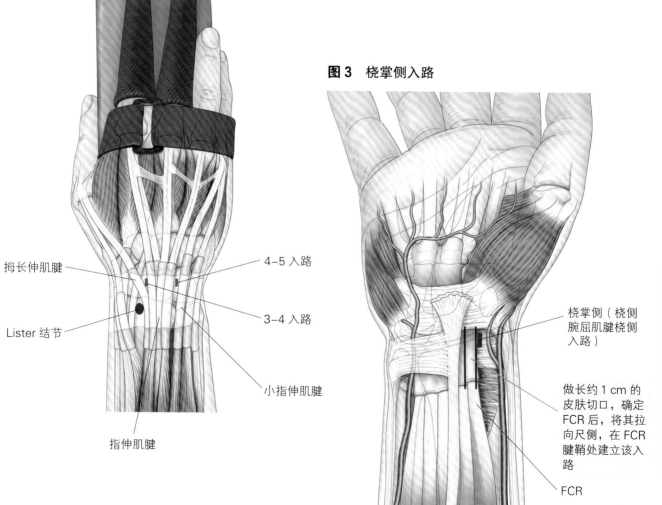

拇长伸肌腱

Lister 结节

4-5 入路

3-4 入路

小指伸肌腱

指伸肌腱

图 3　桡掌侧入路

桡掌侧（桡侧腕屈肌腱桡侧入路）

做长约 1 cm 的皮肤切口，确定 FCR 后，将其拉向尺侧，在 FCR 腱鞘处建立该入路

FCR

在3-4入路注入5~6 mL生理盐水并回抽注射器确认盐水有回流后（**图4a**），用15号刀片做长约1 cm的皮肤切口（纵切或横切均可以）（**图4b**），用蚊式钳钝性分离皮下组织，并贯穿关节囊建立3-4入路（**图4c**）。从3-4入路插入关节镜，从4-5入路插入探钩进行关节探查。

需要对月三角韧带等尺侧结构进行详细检查时，可从4-5入路插入关节镜进行观察。用重力灌注法进行关节腔的灌注，从6U入路插入21 G针头作为排液入路。

手术技巧及注意事项

当关节镜的镜头无法插入关节腔时，使用约4~5 kg的牵引力进行牵引，使关节腔充分张开。注意：关节腔过分开大很危险。插入关节镜时要沿着桡骨关节面的掌倾角度，稍稍向掌侧的近端倾斜插入。要多次确认注射器针头插入的位置及角度。

图4　建立入路的顺序

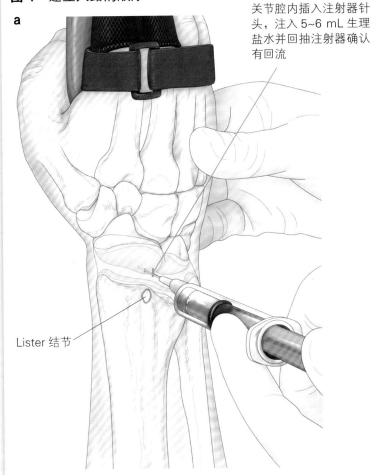

a

关节腔内插入注射器针头，注入5~6 mL生理盐水并回抽注射器确认有回流

Lister 结节

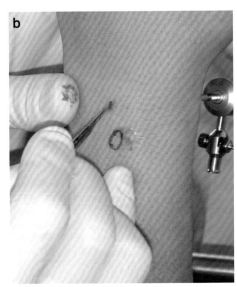

b

关节腔的位置，要提前确定插入的角度。使用 15 号刀片做长约 1 cm 的皮肤切口

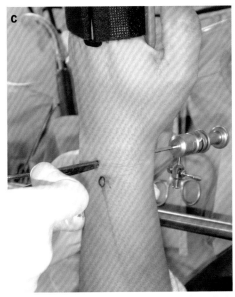

c

用蚊式钳钝性分离皮下组织，并贯穿关节囊建立 3-4 入路

3 镜下所见及镜下观察要点

从3-4入路进入，最先观察到的结构为桡舟月韧带（RSL）、长桡月韧带（LRL）。在LRL的桡侧可观察到桡舟头韧带（RSC）。RSC位于掌侧的最桡侧端，比较容易确认。从桡侧开始，桡舟头韧带、长桡月韧带、桡舟月韧带、短桡月韧带（SRL）依次按顺序排列。

在能观察到RSL的位置，把关节镜稍向后退，可观察到中央部呈白色隆起的舟月韧带（SL），有时该韧带镜下观察也可呈凹陷状。在该韧带的桡侧及尺侧分别为舟骨及月骨的关节面，与舟骨及月骨对应的桡骨关节面上分别形成舟骨窝及月骨窝。把关节镜移动到桡舟月韧带的尺侧后，可按顺序分别观察到短桡月韧带、尺月韧带、尺三角韧带，在最尺侧可观察到隐窝（recess）（**图5**）。

图 5 桡腕关节（左腕）镜下所见

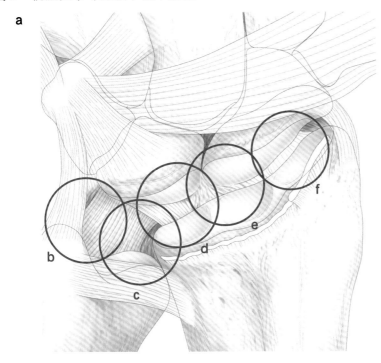
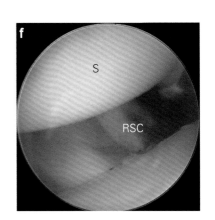
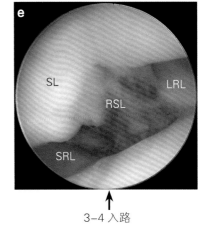

3-4 入路

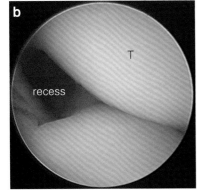
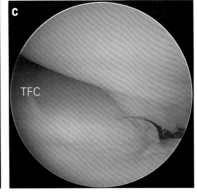
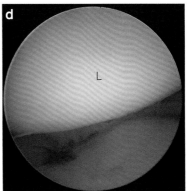

S: 舟骨，L: 月骨，T: 三角骨。

把关节镜从桡骨的月骨窝关节面向尺侧移动后，可观察到TFCC的圆盘状纤维软骨。与TFCC相对应的是月骨的尺侧关节面与三角骨，月骨与三角骨之间可观察到月三角韧带。镜下观察三角骨，在尺侧的远端看起来像逐渐升高的墙。**图6**为镜下可见的典型异常病例，可观察到桡骨远端骨折后关节面的台阶（**图6a**），舟月韧带完全断裂（**图6b**），TFCC撕裂（**图6c**）。

手术技巧及注意事项

（1）有时因血肿无法看清楚关节面。桡骨远端骨折的镜下检查是腕关节镜手术中最困难的镜下手术之一。从3-4入路进行观察的同时，在4-5入路插入刨刀，首先开始进行血肿的清理。此外，还要确认液体的灌注是否通畅。如果液体的灌注不良，可提升高度，增加重力灌注的压力即可。

（2）所有的镜下手术都有其共同点，为了避免出现镜下影像的判断困难，需要确定关节镜的观察方向。当使用垂直牵引时，关节镜手柄的操控键朝向上方时，观察影像的上方为远端。

（3）使用射频消融时的注意事项：射频消融会使灌注液的水温升高，有导致软骨损伤及皮肤烫伤的可能，所以要避免连续使用射频消融，只在短时间内使用。

难点解析

腕关节肿胀！

确保从6U入路插入的21 G注射针头排液通畅。保持重力灌注的压力不要过高。经上述操作后，如果肿胀仍较明显，可从桡侧追加插入排液针头。也可以提前在腕关节的近端及远端进行加压包扎。

图6　桡腕关节典型病例的镜视下所见

a. 桡骨远端关节内骨折形成的台阶。

b. 舟月韧带完全断裂。

c. TFCC 撕裂。

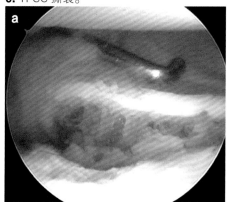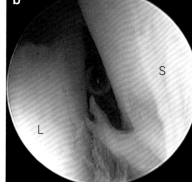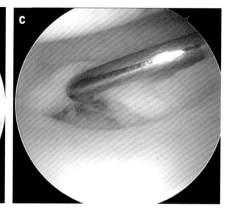

S: 舟骨，L: 月骨。

腕中关节

1 建立入路

　　腕中关节的两个入路分别建立在桡腕关节3-4入路与4-5入路远端的1 cm处（分别为MCR入路、MCU入路），用于镜下检查（**图7**）。建立这两个入路前必须用穿刺针刺入腕中关节进行确认。建立的方法同桡腕关节入路。

2 镜下所见及镜下观察要点

　　从MCR入路进镜观察可首先观察到头舟月关节（SLC）。此为腕中关节关节镜下的基本影像，沿舟骨与头状骨向远端移动关节镜，向舟骨的远端滑动约90°，可观察到远端的大、小多角骨，以及与舟骨形成的STT关节。从SLC向尺侧移动可观察到月三角关节，以及与远端相对应的头钩关节（**图8**）。月骨远端尺侧的关节面的形态可分为1型与2型[4]，其临床意义有诸多解说。

　　当检查舟月不稳定、月三角不稳定时，从一个入路插入关节镜观察的同时，从另一个入路插入探钩，检查骨间韧带的开大程度骨间韧带检查开大的程度，从页判断关节的稳定性（**图9**）[5]。如果仅在牵引下就发现骨间存在台阶，可认为存在不稳，并减少牵引力量检查其不稳的程度。

图 7　腕中关节的手术入路

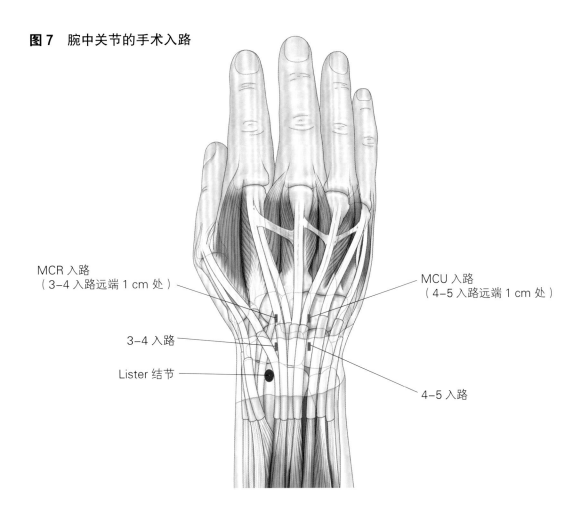

MCR 入路
（3-4 入路远端 1 cm 处）

MCU 入路
（4-5 入路远端 1 cm 处）

3-4 入路

Lister 结节

4-5 入路

图 8 腕中关节（左腕）的镜视下所见

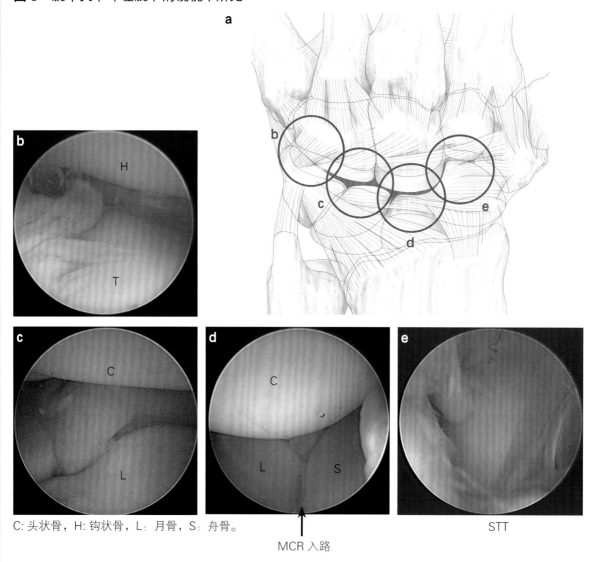

C: 头状骨，H: 钩状骨，L: 月骨，S: 舟骨。

MCR 入路

STT

图 9 从腕中关节确认骨间韧带损伤后是否存在不稳

a. 舟月之间能插入探钩，且探钩可转为横向为 Geissler III 度不稳。

b. 月三角之间同样存在不稳。

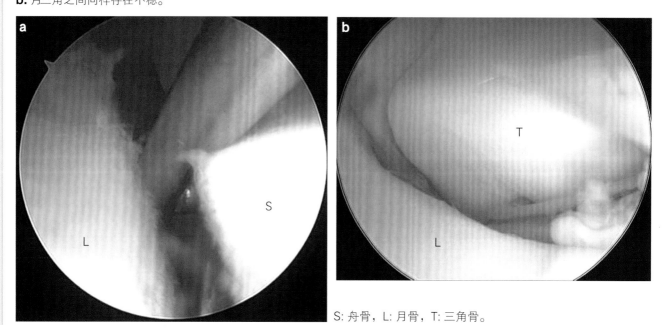

S: 舟骨，L: 月骨，T: 三角骨。

下尺桡关节

1 建立入路

因该关节间隙较狭小，使用1.9 mm的关节镜更容易进行操作。在通常的牵引力下，下尺桡关节会变得更狭窄，所以要稍稍放松牵引的力量。从尺骨头的桡侧缘稍偏向远端刺入注射器针头，注入1~2 mL生理盐水确认在关节间隙内后，与建立其他入路的方法一样，用蚊式钳贯穿关节囊，完成入路的建立。工作入路可建立在尺骨头远端、6R入路的近端，或在6R入路直接从TFCC与尺骨头之间插入（**图10**）。

2 镜下所见及镜下观察要点

尺骨头与桡骨的尺骨切迹在镜下确认相对比较容易。从该处把关节镜向下尺桡关节的远端滑动，并移动至TFCC的下方，可观察到TFCC下方的尺骨头。进一步向尺侧移动关节镜，可观察到下尺桡韧带附着在尺骨隐窝处的斜束。**图11a**为尺骨隐窝处的韧带断裂影像。**图11b**为镜下正常的尺骨隐窝所见。

> **手术技巧及注意事项**
>
> 有时可能无法观察到尺骨隐窝。多数情况是因为关节镜插入过深所致。稍稍后退一些关节镜，先确认 TFCC 软骨盘在尺骨头的附着部，然后向尺侧移动关节镜，可观察到尺骨隐窝。如果因滑膜炎有滑膜增生时，需要进行滑膜的清理。

图 10 下尺桡关节的手术入路

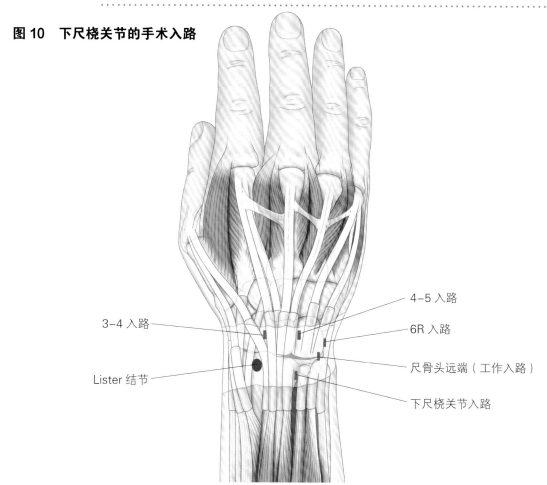

3-4 入路

Lister 结节

4-5 入路

6R 入路

尺骨头远端（工作入路）

下尺桡关节入路

图11 下尺桡关节（右腕）镜视下
影像所见

a. 尺骨隐窝处有断裂。

b. 正常的尺骨隐窝镜视下所见
（另一病例，左手）。

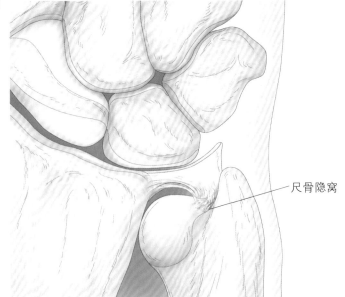

尺骨隐窝

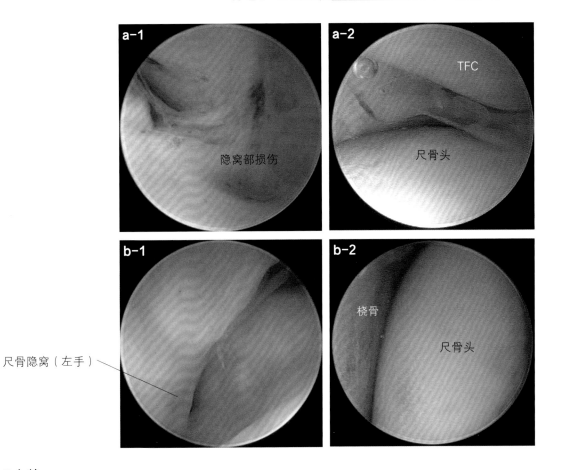

a-1
隐窝部损伤

a-2
TFC
尺骨头

b-1
尺骨隐窝（左手）

b-2
桡骨
尺骨头

● 文献

［1］CHEN Y C. Arthroscopy of the wrist and finger joints. Orthop Clin North Am, 1979, 10：
723-733.

［2］安部幸雄, 富永康弘. 手関節鏡手術の現状と展望. 日関病誌, 2010, 29：163-
169.

［3］ABE Y, DOI K,HATTORI et al. A benefit of the volar approach for wrist arthroscopy.
Arthroscopy, 2003, 19：440-445.

［4］VIEGAS S F, PATTERSON R M, HOKANSON J A, et al. Wrist anatomy：Incidence,
distribution, and correlation of anatomic variations, tears, and arthrosis. J Hand Surg,
1993, 18-A：463-475.

［5］GEISSLER W B, FREELAND A E, SAVOIE F H, et al. Intracarpal soft-tissue lesions
associated with an intraarticular fracture of the distal end of the radius. J Bone Joint Surg,
1996,78-A：357-365 .

腕关节镜手术

桡骨远端骨折关节镜下复位固定术

（财）新潟手外科研究所研究部长 **森谷浩治**

关节镜下复位术适应证

关节面存在移位与潜在的创伤性关节炎发生的风险密切相关[1,2]，关节内的骨折可使用多维重建（multiplannar reconstruction，MPR）CT，或去除腕骨的3D–CT重建发现1~2 mm以上的桡骨远端骨折关节面台阶或间隙，一般认为具有关节镜下复位术适应证[2-4]。然而，并不是所有的有移位的骨折都适合做关节镜下的复位。大部分关节内骨折通过关节外解剖关系的恢复及高分辨率X线透视装置辅助下复位，可使关节内的间隙或台阶消失[4,5]。笔者对骨折块分别向掌背侧移位的月骨窝冠状面骨折（**图1**）（该型骨折无论是复位还是复位后的解剖关系维持均较困难）在关节镜辅助下进行复位，并用掌侧锁定接骨板进行固定。

怀疑有前臂筋膜室综合征及伴有严重软组织损伤的桡腕关节开放损伤的病例不具有镜下复位的指征[3]。而对于全身状态欠佳无法进行臂丛神经阻滞的患者，或不希望进行手术治疗的患者，不得不选择手法复位石膏固定术。因关节面残留有移位，将来会导致疼痛或功能障碍，要充分告知患者。

术前再确认

◆ 手术时机再确认

可在伤后第4~7日进行手术，这时骨折部出血减少，镜下的视野也较清晰，而且关节内的骨折块也较容易复位。

◆ 影像检查再确认

因术前需要画图，应该对健侧的腕关节拍单纯X线片。拍MPR CT或3D–CT，详细了解关节内骨块的位置、移位的程度。另外，还需要了解关节外的结构，复位需要恢复的目标角度，复位时的"支撑点"–掌侧骨皮质的情况也需要通过CT检查进行确认[6]。

◆ 镜下复位前的术前画图

参考月骨窝掌侧骨皮质的骨块大小，选择合适的锁定接骨板。距月骨窝关节面有10 mm以上的掌侧骨皮质时，笔者使用MEIRA桡骨远端接骨板系统的近端型P接骨板（P-plate）（**图2a**）；如果小于10 mm，笔者使用远端型接骨板（D-plate）（**图2b**）。用健侧腕关节的单纯X线片作图画出模板，确定接骨板放置的位置，并提前确定好螺钉或克氏针固定的位置及长度。

图1　笔者镜下复位的骨折类型

月骨窝中央冠状面骨折，掌背侧
分别有一个移位骨块的骨折具有
关节镜下辅助复位的指征。

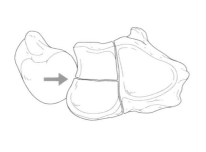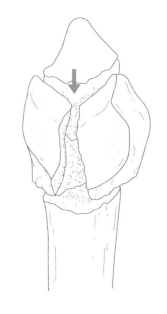

图2　桡骨远端接骨板系统

a. 近端型

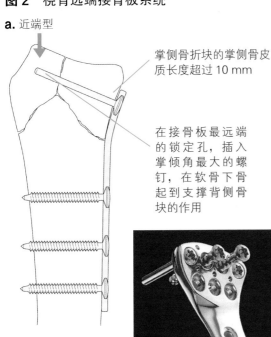

掌侧骨折块的掌侧骨皮
质长度超过 10 mm

在接骨板最远端
的锁定孔，插入
掌倾角最大的螺
钉，在软骨下骨
起到支撑背侧骨
块的作用

b. 远端型

掌侧骨皮质的长度
小于 10mm

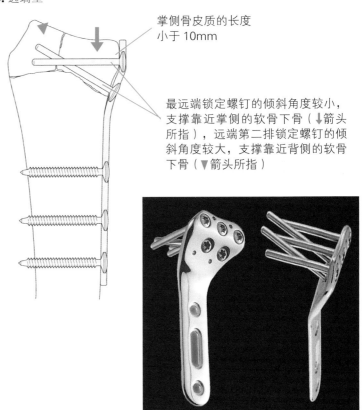

最远端锁定螺钉的倾斜角度较小，
支撑靠近掌侧的软骨下骨（↓箭头
所指），远端第二排锁定螺钉的倾
斜角度较大，支撑靠近背侧的软骨
下骨（▼箭头所指）

◆ 麻醉及体位再确认

　　希望能采用全身麻醉，如果手术预计能在1.5~2 h内完成，也可以采用臂丛神
经阻滞麻醉。体位采用仰卧位，肩关节外展，患肢置于外展台上。希望使用术者
自己能自由移动的X线透视装置，而且是低辐射高解像度的小型化设备装置[7]。
术中使用垂直牵引塔进行腕关节镜手术。

◈ 手术器械再确认

准备掌侧接骨板专用手术器械、通常的手外科手术器械、止血带、1.2 mm直径的克氏针、气动或电动微型钻、双极电凝等器械。腕关节镜使用直径2.7 mm的30° 斜视镜、牵引指套、电动刨刀、蓝钳、探钩等器械。

手术概要

1 掌侧入路

2 掌侧骨皮质的复位 难点

3 掌侧锁定接骨板的临时固定 难点

4 用腕关节牵引装置固定患肢，插入腕关节镜及手术器械

5 月骨窝背侧骨块的镜视下复位 难点

6 月骨窝背侧骨块的固定及掌侧锁定接骨板，固定完成

7 手术并发症的处理

典型病例影像

【病例】 **术前** [8]

女，62 岁。齐藤分类：关节内 Colles fracture（柯莱斯骨折），无移位；AO 分类 C1–1 型。

ⓐ 术前 X 线正位像。

ⓑ 术前 X 线侧位像。

ⓒ 除去腕骨的术前 3D–CT。月骨窝中央冠状面折线把月骨窝分成两部分。

ⓓ 复位前镜下影像。可见关节面台阶与骨折间隙（箭头所指）。

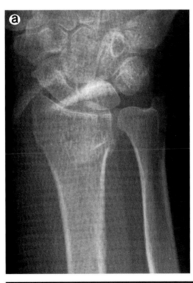
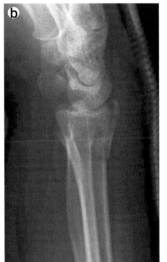
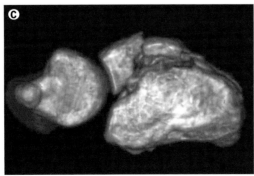
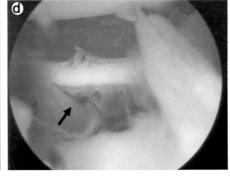

手术方法

1 掌侧入路

使用P-plate时，皮肤切口位于FCR的上方（**图3a**）即可。使用D-plate时，需要越过分水岭（Watershed line）放置于腕管内，为预防术后出现腕管综合征，而且为了充分显露月骨窝掌侧的骨块，需要开放腕管，皮肤的切口需要从FCR腱上越过腕横纹，向手掌侧延长（**图3a**）。

在FCR腱的上表面切开浅筋膜，然后牵开FCR腱并切开深筋膜。越过分水岭时，要注意不要损伤正中神经掌皮支，切断前臂增生肥厚的深筋膜及屈肌支持带后，把拇长屈肌腱（以下略为FPL）及正中神经拉向桡侧，把其他指的屈肌腱拉向尺侧，显露腕关节的掌侧（**图3b**）。不管使用何种接骨板，均需要切开并剥离旋前方肌，充分显露骨折部及桡骨的掌侧面。

图3 掌侧入路

a. 皮肤切口

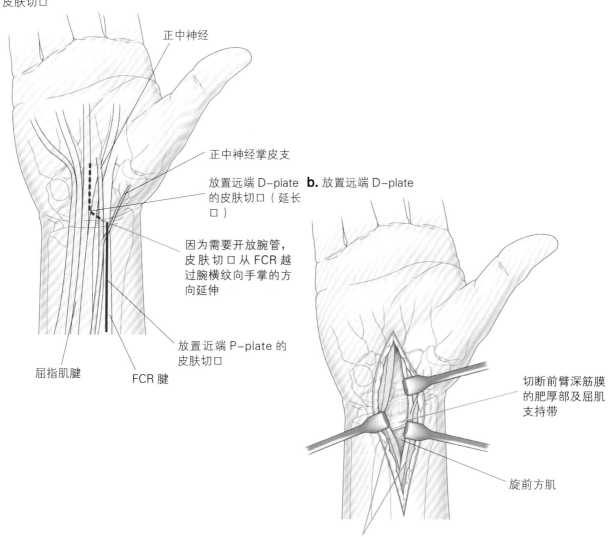

正中神经

正中神经掌皮支

放置远端 D-plate 的皮肤切口（延长口）

b. 放置远端 D-plate

因为需要开放腕管，皮肤切口从 FCR 越过腕横纹向手掌的方向延伸

放置近端 P-plate 的皮肤切口

屈指肌腱

FCR 腱

切断前臂深筋膜的肥厚部及屈肌支持带

旋前方肌

把拇长屈肌腱及正中神经拉向桡侧，其他指的屈肌腱拉向尺侧，显露腕关节的掌侧

2 掌侧骨皮质的复位 难点

清除嵌入骨折部的骨膜、血肿及形成的骨痂，通常会发现远端骨块的骨皮质嵌入近端骨折处掌侧骨皮质的下方（**图4a**）。从骨折端插入骨膜剥离子（**图4b**），用骨膜剥离子进行复位，使掌侧骨皮质恢复连续性（**图4c**）[8]。注意复位时骨膜剥离子下方支点处的骨皮质要完好，支点可选择在掌尺侧缘近端骨皮质保持完好处[6]。当掌侧骨皮质恢复连续性后，用折叠好的无菌敷布放置于腕关节的背侧，保持腕关节处于屈曲位状态（**图5a**）。

3 掌侧锁定接骨板的临时固定 难点

把术前预定使用的接骨板放置于桡骨的掌侧，X线透视确认接骨板放置的位置是否合适。最先在接骨板的椭圆形滑动钉孔内钻孔，拧入皮质骨螺钉，把接骨板固定在骨折的近端。然后再次X线透视并确认接骨板的位置是否合适，位置调整完成后在接骨板的正圆形钉孔处拧入皮质骨螺钉（**图5a**）。

接下来进行月骨窝背侧成角移位的复位处理，如果使用的是P-plate，只需紧紧压住远端的接骨板即可矫正成角移位（**图5b**），然后在接骨板远端尺侧锁定孔处用锁定钉临时固定月骨窝掌侧的骨块（**图5c**）。在高解像度X线透视下确认桡骨茎突掌侧骨皮质得到了复位，并且关节面无移位的存在后，接骨板远端桡侧锁定孔拧入螺钉进行固定。使用D-plate进行固定的病例，当复位向接骨板侧推

图4 掌侧骨皮质的复位

a. 掌侧骨皮质的移位

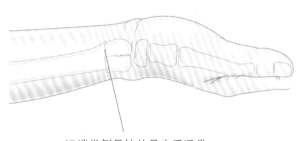

远端掌侧骨块的骨皮质通常
会嵌入近端骨折处掌侧骨皮
质的下方

b. 复位操作

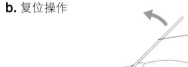

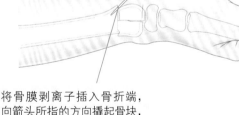

骨膜剥离子

将骨膜剥离子插入骨折端，
向箭头所指的方向撬起骨块，
复位掌侧移位的骨皮质

c. 复位操作（续）

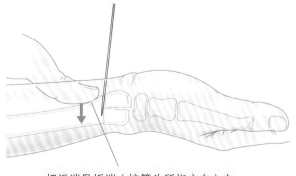

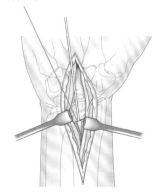

把近端骨折端（按箭头所指方向）向
背侧推压，同时拔出骨膜剥离子

图 5　掌侧锁定接骨板的临时固定

a. 放置接骨板

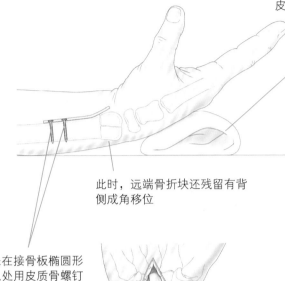

把折叠好的无菌敷布放置于手背的下方，使腕关节掌屈便于维持已经复位的掌侧骨皮质的连续性

此时，远端骨折块还残留有背侧成角移位

首先在接骨板椭圆形钉孔处用皮质骨螺钉进行固定，然后在正圆形钉孔内用皮质骨螺钉进行固定

b. 使用 P-plate 矫正月骨窝远端掌侧骨块背侧成角移位的方法

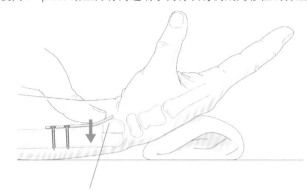

只需沿箭头所指的方向紧紧压住远端的接骨板即可矫正背侧成角

c. 用 P-plate 临时固定月骨窝掌侧骨块

用于临时固定的锁钉

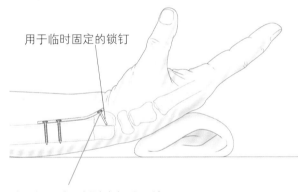

在接骨板远端尺侧锁定钉孔用锁定钉进行临时固定

d. 使用 D-plate 矫正月骨窝远端掌侧骨块背侧成角移位的方法

0 号不可吸收缝线

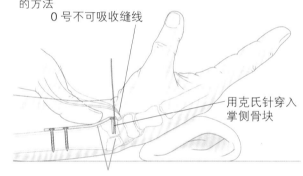

用克氏针穿入掌侧骨块

按压接骨板远端的同时，用缝合至关节囊或韧带处的牵引线向近端的方向进行牵引，并用克氏针穿入掌侧的骨块辅助矫正背侧成角移位。复位后在远端锁定钉孔处拧入锁钉临时进行固定

缝合至关节囊或韧带处的 0 号不可吸收缝线

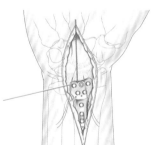 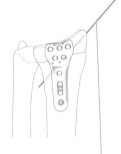

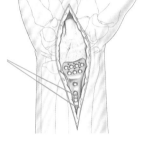

有时桡骨茎突处的骨块需要用克氏针进行固定

压远端的骨块时，月骨窝掌侧骨折块的背侧成角移位难以获得矫正，需要在腕关节掌侧的关节囊或韧带处缝合0号不可吸收缝线向近端进行牵引，用克氏针穿入掌侧骨块以辅助复位。月骨窝掌侧骨块获得复位后，在接骨板最远端尺侧锁定孔用锁定钉进行临时固定（**图5d**）。使用D-plate有时无法对桡骨茎突的骨块进行固定，出现这种情况时可用克氏针固定桡骨茎突。

手术技巧及注意事项

（1）在腕关节牵引状态下，难以对月骨窝掌侧的骨块进行复位[3]，所以在关节镜手术前，需要先对月骨窝掌侧的骨块进行复位并临时固定。

（2）因为临时固定月骨窝掌侧骨块的锁钉随后需要替换，所以需要准备6~10 mm长度的螺钉。

（3）D-plate最远端锁钉的角度较小（锁钉与接骨板近端干部的夹角）起到对靠近掌侧的软骨下骨的支撑作用；而远端第二排锁钉的倾斜角度稍大，起到对靠近背侧软骨下骨的支撑作用（**图2**）。所以在镜视下复位前，如果拧入远端第二排锁钉会妨碍镜视下对背侧骨块的复位。

4 用腕关节牵引装置固定患肢，插入腕关节镜及手术器械

示指及中指安装牵引指套，用垂直牵引塔进行患肢的悬吊牵引。在约15磅（约6.8 kg）的牵引力作用下，可使腕关节的间隙开大。背侧3-4入路用于镜下观察，4-5入路用于插入探钩及其他手术器械（**图6**）。用尖刃刀做皮肤的纵切口，用蚊式钳分离皮下组织至关节囊，然后用蚊式钳刺穿关节囊。

图6 腕关节镜及手术器械的插入

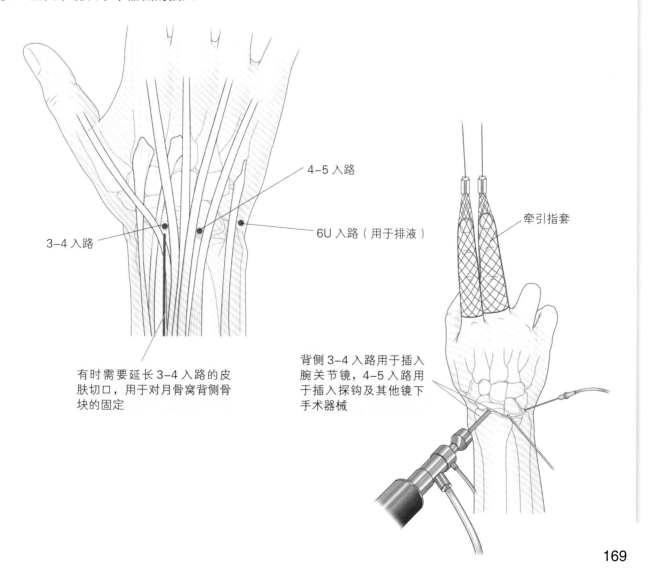

4-5 入路

6U 入路（用于排液）

3-4 入路

牵引指套

有时需要延长 3-4 入路的皮肤切口，用于对月骨窝背侧骨块的固定

背侧 3-4 入路用于插入腕关节镜，4-5 入路用于插入探钩及其他镜下手术器械

（1）因为发生骨折后可能会无法触知 Lister 结节，导致 3-4 入路建立困难，此时可在 X 线透视下建立 3-4 入路。

（2）建立 3-4 入路插入关节镜后，在下尺桡关节（DRUJ）的远端出现光亮的位置，可以建立 4-5 入路。

5 月骨窝背侧骨块的镜下复位 难点

用灌注液灌注腕关节，用电动刨刀或蓝钳清除关节软骨游离骨片及血肿（**图7a**）。当镜下能清楚观察到骨折部时，首先确认月骨窝掌侧骨块与舟骨窝的复

图7 月骨窝背侧骨块的镜下复位

a. 关节镜下操作

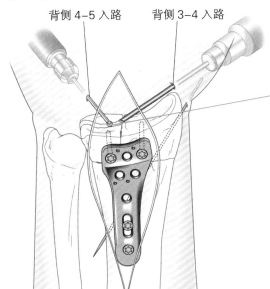

背侧 4-5 入路　　背侧 3-4 入路

用电动刨刀清除血肿及关节软骨游离骨片。首先确认月骨窝掌侧骨块与舟骨窝骨块的复位情况

b. 月骨窝背侧骨块的复位

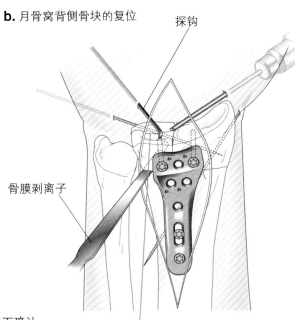

探钩

骨膜剥离子

利用探钩、穿入骨块的克氏针或从骨折端插入骨膜剥离子等方法，抬高并复位背侧的骨块

c. 月骨窝背侧骨块的临时固定

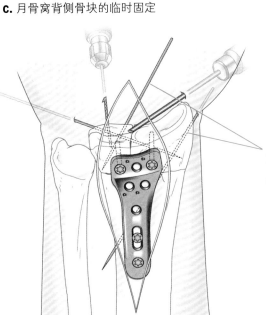

腕关节镜视下确认复位后，用克氏针把背侧的骨块临时固定于月骨窝掌侧骨块或桡骨茎突

位情况。如果两者之间有超过1 mm的移位，需要重新进行复位及固定。然后检查月骨窝背侧骨块的活动度，有时可能会因为临时固定月骨窝掌侧骨块的锁钉过长，影响背侧骨块的复位，而需要更换螺钉。如果月骨窝背侧的骨块活动度良好，就在镜下进行复位。

复位可通过使用探钩、背侧骨块穿入克氏针，也可在骨折端插入骨膜剥离子抬高背侧骨块进行复位（**图7b**）。镜下复位要达到关节内的台阶小于1 mm的标准。当复位达到要求的标准后，关节镜下用克氏针把背侧骨块临时固定至掌侧或桡骨茎突（**图7c**）。

手术技巧及注意事项

本法适用于月骨窝中央冠状面骨折分离移位的复位及固定。可在背侧 3-4 入路下进行镜下的复位。如果背侧骨块镜下观察困难，可追加掌侧入路[2]进行镜下观察。

6 月骨窝背侧骨块的固定及掌侧锁定接骨板，固定完成

重新测量长度，更换临时固定月骨窝掌侧骨块的锁定螺钉。如果使用D-plate，需要在接骨板远端第二排钉孔处用锁定螺钉对骨块进行固定（**图8a**）。

拔出临时固定月骨窝背侧骨块的克氏针，再一次用关节镜检查、确认关节面的复位情况。如果使用的是P-plate，可能存在对背侧骨块固定不充分的情况，从背侧延长切口，在背侧使用接骨板进行固定（**图8b**）。

手术技巧及注意事项

追加固定月骨窝背侧的骨块时，可延长关节镜背侧的 3-4 入路，切开 3-4 背侧伸肌腱鞘，显露骨折端（**图 9a**）。追加固定的接骨板如果与肌腱直接接触时，可在伸肌腱的下方用脂肪瓣保护肌腱（**图 9b**）。

难点解析

背侧的骨块用螺钉无法固定！

月骨窝背侧骨块的骨质不良，从背侧单纯用螺钉固定骨块比较困难。笔者此时使用 2.7 mm 1/4 管状微型接骨板（Synthes®）进行固定（**图 8b**）。

7 手术并发症的处理[9]

为了预防尺骨茎突基底部骨折导致的DRUJ功能障碍，最好用钢丝对尺骨茎突进行固定。腕关节镜下如果发现会引起DRUJ不稳的Palmer 1B型或水平断裂的TFCC损伤时，需要开放直视下或镜下修复。如果发现腕骨间韧带Geissler Ⅲ-Ⅳ型损伤，需要经皮进行腕骨的固定或进行韧带的修复术。

图 8　月骨窝背侧骨块的固定

a. 接骨板远端钉孔更换锁定螺钉固定

重新测量需要固定的深度，更换临时固定月骨窝掌侧骨块的锁定螺钉，使用 D-plate 时，远端第二排钉孔也需要用锁定螺钉进行固定。

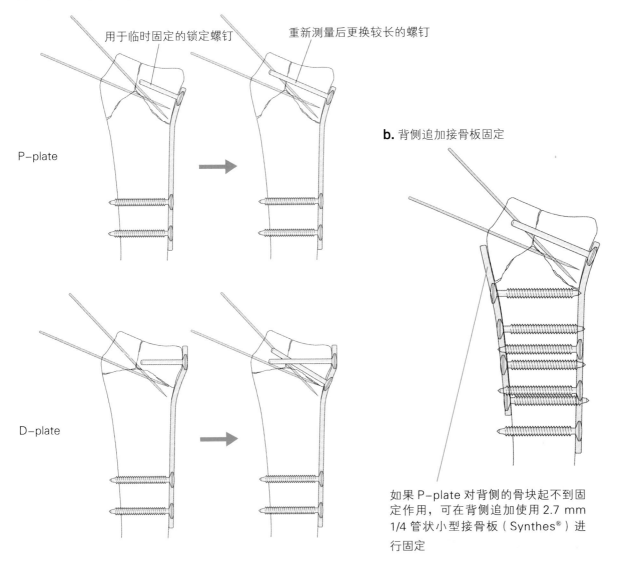

用于临时固定的锁定螺钉

重新测量后更换较长的螺钉

P-plate

D-plate

b. 背侧追加接骨板固定

如果 P-plate 对背侧的骨块起不到固定作用，可在背侧追加使用 2.7 mm 1/4 管状小型接骨板（Synthes®）进行固定

图 9　背侧入路

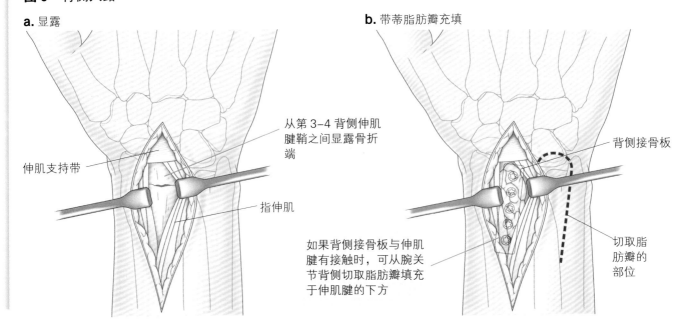

a. 显露

伸肌支持带

从第 3-4 背侧伸肌腱鞘之间显露骨折端

指伸肌

b. 带蒂脂肪瓣充填

背侧接骨板

如果背侧接骨板与伸肌腱有接触时，可从腕关节背侧切取脂肪瓣填充于伸肌腱的下方

切取脂肪瓣的部位

172

典型病例影像

【病例】术后[8]

ⓐ复位后镜视下所见。关节面的台阶与间隙消失。
ⓑ术后X线正位像。
ⓒ术后X线侧位像。月骨窝背侧骨块用 2.7 mm 1/4 管状微型接骨板（Synthes®）进行固定。

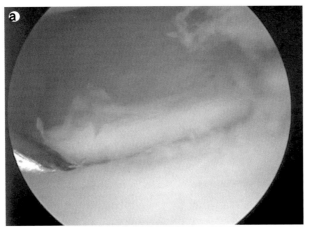

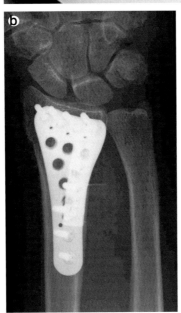

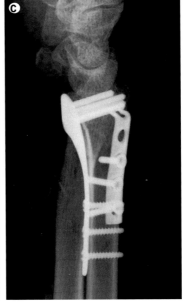

并发症及解决对策

　　镜下进行复位及固定的并发症同桡骨远端骨折切开复位内固定术的并发症基本相同[10]。使用D-plate进行固定时，可能会出现一过性正中神经支配区域的感觉障碍。由于担心发生拇长屈肌腱的断裂，在术后的3~6个月，当骨折愈合后必须取出内固定。

康复治疗

　　在指导患者康复时，笔者常参考是否存在有TFCC的损伤[9]。当无TFCC损伤或TFCC的损伤仅为Palmar 1A或1D型时，或合并有尺骨茎突骨折已进行了内固定治疗时，可允许患者从术后第2日起开始主动的屈伸锻炼。

　　Palmar 1B或水平断裂型损伤，当进行了TFCC的修复术时，在前臂中立位用长臂石膏固定4~6周后，开始进行腕关节及前臂活动度的恢复锻炼。不管用哪种康复方法，为了减轻手指的肿胀程度及预防反射性交感神经营养不良的发生，均需要早期进行指间关节的屈伸运动锻炼[10]。

●文献

［1］KNIRK J L, JUPITER J B. Intra-articular fractures of the distal end of the radius in young adults. J Bone Joint Surg, 1986, 68-A：647-659.

［2］DOI K, HATTORI Y,OTSUKA K, et al. Intra-articular fractures of the distal aspect of the radius; arthroscopically assisted reduction compared with open reduction and internal fixation. J Bone Joint Surg, 1999, 81-A：1093-1110.

［3］GEISSLER W B. Arthroscopically assisted reduction of intra-articular fractures of the distal radius. Hand Clin, 1995, 11：19-29.

［4］HERZBERG G. Intra-articular fracture of the distal radius; arthroscopic-assisted reduction. J Hand Surg, 2010, 35-A：1517-1519.

［5］坂野裕昭.関節内骨折に対する掌側ロッキングプレートの応用.J MIOS, 2009, 52：35-43.

［6］森谷浩治.吉津孝衛, ほか.掌側ロッキングプレート固定を施行した橈骨遠位端骨折における皮質骨粉砕部位の検討.日手会誌, 2010, 27：39-42.

［7］斎藤英彦.治療原則.橈骨遠位端骨折；進歩と治療法の選択, 金原出版, 2010, 91-99.

［8］森谷浩治.ロッキングプレート－掌側アプローチによるプレート固定.橈骨遠位端骨折；進歩と治療法の選択, 金原出版, 2010, 182-188.

［9］森谷浩治.橈骨遠位端骨折に合併する三角線維軟骨複合体損傷および手根骨間靱帯損傷に対する治療.橈骨遠位端骨折；進歩と治療法の選択, 金原出版, 2010, 215-219.

［10］森谷浩治.治療中に発生する合併症とその対策.橈骨遠位端骨折；進歩と治療法の選択, 金原出版, 2010, 257-263.

腕关节镜手术
TFCC 损伤的治疗

关西电力医院骨科主任·手外科中心所长 **藤尾圭司**

TFCC 损伤的分型与手术指征

◆ 分型方法

首先要区分是TFCC外伤性损伤还是TFCC退变性损伤。比较著名的有Palmer分型（**图1**）法[1]。对于TFCC退变性损伤，该分类法与临床所见相符；但是对于TFCC外伤性损伤，镜下从桡腕关节观察，对DRUJ的状况并没有进行分类是其问题所在。

退变性损伤即尺骨变异较严重的病例，会伴有尺骨的撞击，反复撞击产生的微小的损伤最终导致TFCC损伤、月骨软化症甚至月–三角骨间韧带的损伤，治疗的主要方法是进行镜下清理术或尺骨短缩术。

外伤导致的TFCC从尺骨小凹（fovea）处撕脱的Palmer 1B型损伤常导致DRUJ不稳，是理想的手术指征。断裂部发生撞击（因水平断裂或部分断裂导致TFCC上浮）导致前臂旋前或旋后出现疼痛，并伴有DRUJ轻度不稳者也具有TFCC修复术的指征。

既往没有明显的外伤史，长期的劳损导致尺骨小凹（fovea）处退变性断裂，

图 1 Palmer 分型

1A：软骨盘处的损伤。
1B：周边或尺骨隐窝处的损伤。
1C：腕骨附着部的损伤。
1D：桡骨附着部的损伤。

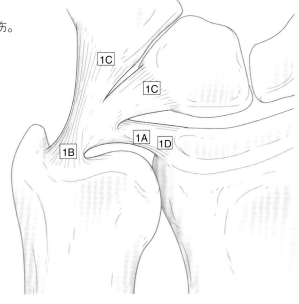

而尺腕关节无退行性改变的病例适合进行清理术（含热皱缩术）或TFCC修复术。治疗可参考Atzei分型（**表1**）所提供的治疗方案[2]。

◆ 手术指征

腕关节尺侧疼痛，有脱位、半脱位感，当腕关节旋前、旋后出现疼痛或不稳定，徒手检查ballotment征阳性，尺腕应力（ulnocarpal stress）试验阳性，MRI或DRUJ造影证实TFCC从尺骨小凹（fovea）处撕脱者具有手术指征。决定手术前要进行2~3个月的保守治疗，经过保守治疗而症状无改善时才考虑进行手术治疗。最终决定是否进行手术治疗要看是否有疼痛的存在。笔者对于坚决拒绝手术治疗的患者，给予佩戴TFCC支具，经过6个月至1年无好转者，还是建议进行手术治疗。

对于不选择进行手术治疗的病例，目前尚无文献报道证实其最终是否会进展为骨性关节炎，出现预后恶化的情况。损伤越陈旧的病例，手术疗效越差。虽然MRI的诊断技术在提高，但目前阶段，DRUJ的造影检查更重要。**图2a**为MRI的正常影像所见。Atzei等认为，要从MRI上认真观察TFCC的近端部（proximal portion）和远端部（distal portion）。TFCC的近端部损伤容易导致DRUJ出现不稳。**图2b**的MRI所见为TFCC的近端部损伤。DRUJ造影发现在尺骨小凹（fovea）处有造影剂的渗漏。造影可在透视下进行动态的观察，通过造影可发现水平断裂向掌侧延伸。

表1 Atzei 分型

易于在术中对损伤进行判断的分型。

		下尺桡关节不稳	TFCC 损伤部位		TFCC 修复预后	下尺桡关节软骨情况	治疗
			远端	近端			
Ⅰ型可修复远端撕裂		无或轻微	撕裂	完整	好	好	缝合修复（韧带至关节囊）
可修复的完全撕裂		中度或重度	撕裂	撕裂	好	好	尺骨小凹重固定修复
可修复的近端撕裂		中度或重度	完整	撕裂	好	好	
不可修复		重度	撕裂	撕裂	可修复的完全撕裂	好	肌腱移植重建
下尺桡关节炎		中度或轻度	–	–	–	差	挽救性关节成形或关节置换

图2 影像诊断

a. 正常的 MRI（**a-1**）与关节造影（**a-2**）所见。进行了桡腕关节与 DRUJ 的造影。MRI 可清楚地观察到近端部与远端部。在尺骨茎突的桡侧出现的造影剂显影池为隐窝，是正常的解剖结构。

b. T2 冠状位增强像（**b-1**）与关节造影（**b-2**）。TFCC在尺骨隐窝附着部的近端部损伤。DRUJ 造影可见与MRI 相同部位有造影剂的显影池（箭头所指）。

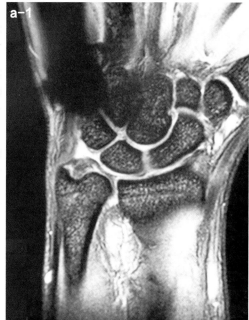
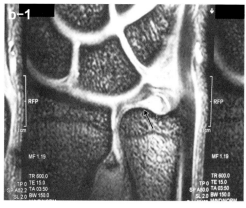
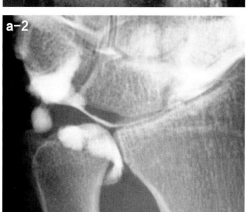
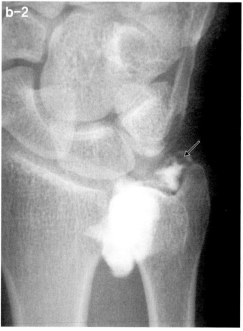

术前再确认

◆ 手术时机再确认

不必急于手术，伤后1年以内手术效果较好。

◆ 体位、麻醉再确认

仰卧位，使用上肢外展台。上臂缠绕止血带。肘关节屈曲90°，使用牵引指套（chinese finger trap），用5~6 kg的重量进行牵引（**图3**）。笔者使用蜘蛛臂系统（Spider system）进行牵引，如果没有牵引系统可以使用点滴架进行牵引。

◆ 手术器械再确认

●关节镜

腕关节镜作为硬镜可使用直径1.9 mm及2.3 mm两种型号。最近研发出了3C-CD及高清关节镜，笔者倾向使用损伤较小的1.9 mm的关节镜。30°斜视镜可完成通常的腕关节的检查及腕关节的镜下手术。

●关节镜套装

关节镜套装由关节镜、外套管、钝穿刺锥、锐穿刺锥、摄像头、光缆等组成。锐穿刺锥很少使用，几乎使用的都是钝穿刺锥。与肩关节镜、膝关节镜不同，腕关节镜的外套管上只有一个灌水阀。

◉附属器械

与通常使用的关节镜设备相同。

◉成像系统

腕关节镜本身直径较小，成像可使用3C-CD或高清系统。需准备显示器、影像存储系统、摄像控制系统、冷光源。

◉灌注系统

如果有灌注泵术中会比较方便。笔者习惯使用30 mmHg的灌注压力，100%流量。生理盐水1 000 mL足够术中使用。

◉探钩

腕关节镜使用较细的探钩。用探钩探查软骨的状态，检查TFCC的蹦床（trampoline）效应，探查舟月韧带及月三角韧带的损伤情况。

◉其他

此外需要准备钳子、电动刨刀、射频消融（热皱缩及汽化刀头）、磨钻、提骨钩套装（用于桡骨远端骨折的镜下复位）、TFCC缝合器等。

◆ 麻醉再确认

一般情况下使用全身麻醉，也可以使用在超声引导下的臂丛神经阻滞麻醉。

◆ 体位再确认

患者取仰卧位，上臂置于外展台，缠绕止血带，并用约束带固定。示指、中指用牵引指套进行垂直方向的牵引，使桡腕关节充分张开。当掌指关节出现凹陷时可认为牵引的程度足够。通常情况使用5~7 kg的力量进行牵引。术中要保证前臂能自由旋前及旋后（**图3a**）。

笔者使用蜘蛛臂系统进行牵引，可在术中自由地调整旋前、旋后，屈曲、背伸等体位。这样术者在手术时自身的体位会比较舒适（**图3b**）。

b. 笔者使用的蜘蛛臂系统（Spider system）

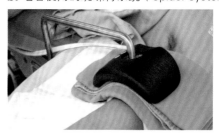
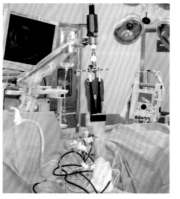

图3　牵引及固定

a. 垂直牵引

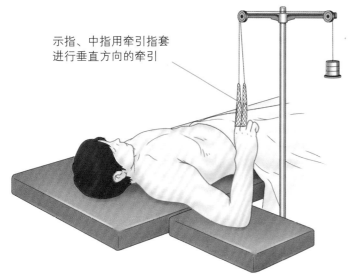

示指、中指用牵引指套进行垂直方向的牵引

手术概要

1 观察桡腕关节侧的 TFCC 状态

2 镜下观察 DRUJ 的尺骨小凹（fovea）与镜下清理术（不合并有 Palmer 1A 型损伤）

3 切开尺骨茎突基底部掌侧皮肤并进行清理

4 inside-out 法缝合 TFCC

典型病例的影像所见

【病例】**术前**

术前 MRI T2 增强像。
TFCC 的深层从尺骨小凹（fovea）处撕裂。

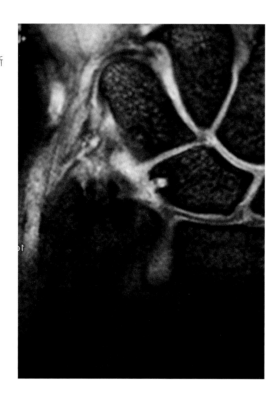

手术方法

1 观察桡腕关节侧的 TFCC 状态

◆ 3-4 入路的操作

在麻醉下进行稳定性检查，确认DRUJ是否有松弛。从3-4入路刺入21G注射器针头（如果用23G针头，在刺穿关节囊时突破感较差，危险性较大），注入5~10 mL生理盐水，反复几次注入并抽吸操作，把关节腔冲洗干净（**图4a**）。然后加压注入生理盐水使关节囊膨胀起来后，插入1.9 mm或2.3 mm直径的关节镜，充分进行关节腔的观察（笔者使用1.9 mm的关节镜）。

◆ 4-5 入路的操作

从4-5入路插入探钩，探查TFCC实质部的弹性。除合并有Palmer 1A型损伤以外，多数病例不伴有TFCC实质部的损伤，仅能发现TFCC尺侧周边部的松弛。在尺骨小凹（fovea）正上方的TFCC实质部用探钩下压，检查有无蹦床现象阳性表现（用探钩向各个方向下压，如果出现异常活动为蹦床试验阳性）（**图4b**）。然而该试验仅对新鲜损伤的病例及年轻不伴有TFCC变性的病例有效，当TFCC出现变性时，用探钩按压TFCC时无法观察到回弹现象。

图 4 在桡腕关节侧进行 TFCC 的观察

a. 从 3-4 入路注入生理盐水

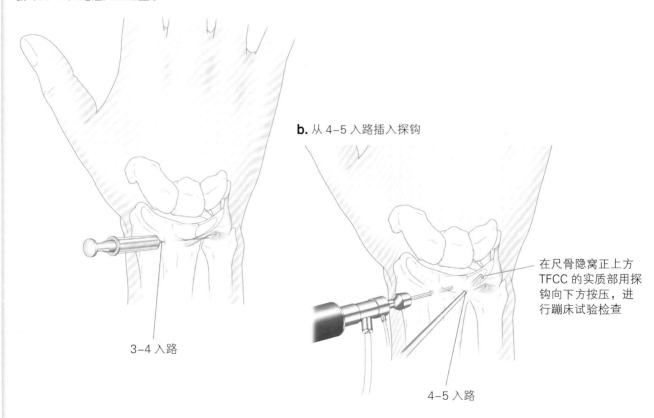

b. 从 4-5 入路插入探钩

3-4 入路

在尺骨隐窝正上方 TFCC 的实质部用探钩向下方按压，进行蹦床试验检查

4-5 入路

笔者使用刨刀吸引隐窝（recess）的桡背侧［即尺骨小凹（fovea）附着部］，可观察到其向上方浮起（**图5a**）。进行缝合修复后，就不再向上方浮起（**图5b**）。笔者称此为漂浮（floating）现象，该现象可见于桡腕关节与DRUJ无交通，即Palmer 1A型损伤以外的分型均可观察到该现象，是一个非常有效的检查方法。

合并有Palmer 1A型损伤的病例，如果想确认尺骨小凹（fovea）有无损伤及进行尺骨小凹（fovea）清理时，可在TFCC的中央部进行适当的开窗（**图5c**）。

⟪ **手术技巧及注意事项** ⟫·····························

当开窗后拟对尺骨小凹（fovea）进行新鲜化处理时，用探钩抬高 TFCC 开窗部的边缘，向尺骨小凹（fovea）部插入关节镜。此时可体现出 30° 镜的优点，从旋前位到旋后位依次对尺骨小凹（fovea）部进行观察，用刨刀或带有角度的磨钻进行新鲜化处理。

2 镜下观察 DRUJ 的尺骨小凹（fovea）与镜下 清理术（不合并有 Palmer 1A 型损伤）

Palmer 1A型以外的病例不进行开窗处理，向DRUJ插入关节镜，观察并确认尺骨小凹（fovea）有无TFCC损伤，并可对断裂部进行新鲜化处理。在背侧4-5入路的近端5 mm处建立DRUJ入路并插入关节镜（**图6a**），因从同一入路无法同时插入刨刀对尺骨小凹（fovea）进行清理，此时可建立掌侧DRUJ入路，新鲜化的清理操作会变得比较容易。

图 5 笔者使用的检查 TFCC 损伤的方法

a. 用刨刀进行吸引
隐窝桡背侧即尺骨小凹（fovea）的附着部可向上方浮起。

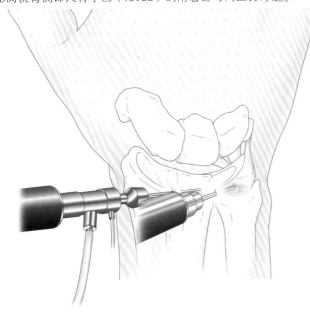

b. 缝合后
缝合后向上方的浮起的现象消失。

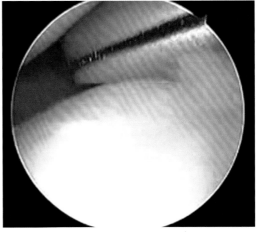

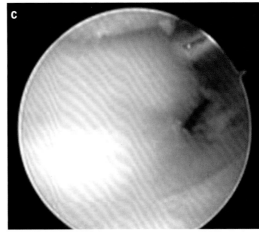

图6 DRUJ 入路的建立

a. 背侧入路

b. 掌侧入路的建立（switch back 法）

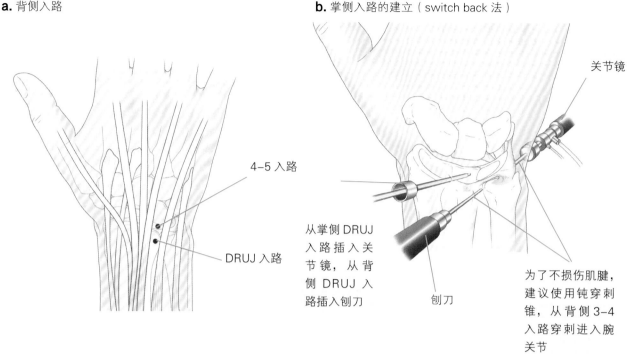

4–5 入路

DRUJ 入路

关节镜

从掌侧 DRUJ 入路插入关节镜，从背侧 DRUJ 入路插入刨刀

刨刀

为了不损伤肌腱，建议使用钝穿刺锥，从背侧 3–4 入路穿刺进入腕关节

c. 清理术
从掌侧插入关节镜，从背侧进行清理。

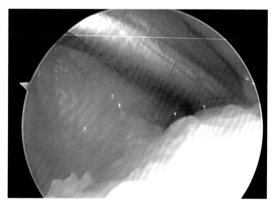

在尺侧腕屈肌与屈指肌腱群之间钝性剥离，建立掌侧DRUJ入路。用肩关节镜下手术时的switch back法（**图6b**），由背侧向掌侧插入钝穿刺锥，可以安全地完成掌侧入路的建立。从背侧用关节镜观察DRUJ，从掌侧用刨刀、磨钻清理损伤的尺骨小凹（fovea）（**图6c**）。此时不进行液体的灌注，比较容易操作。

3 切开尺骨茎突基底部掌侧皮肤并进行清理

DRUJ镜下的视野并不十分充分，有时存在观察不到的部位，这样对附着部的新鲜化处理会有困难。可在尺骨茎突掌侧的皮肤切开一小口，从DRUJ的尺侧开窗，观察尺骨小凹（fovea）的状态（**图7**）。

如果术前MRI及造影检查为阳性，镜下即使观察到像TFCC样的组织，多数情况下是瘢痕增生组织。该部分增生组织可用小蓝钳、磨钻进行清理。此处的操作与术后的疗效密切相关，处理时要小心谨慎。

图7 尺骨茎突基底掌侧皮肤切口与清理术

在尺骨茎突掌侧显露 DRUJ 的尺骨小凹（fovea）。清理后
缝合。

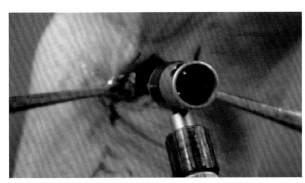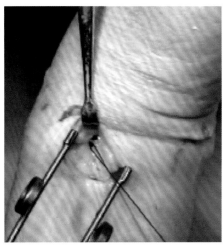

图8 inside-out 法进行缝合

笔者使用半月板缝合针、2-0 的 PDS Ⅱ线进行缝合。

a

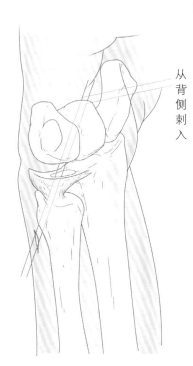

从背侧刺入

b

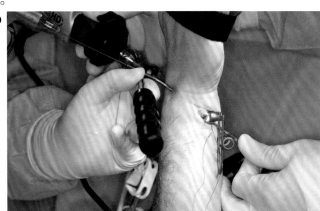

4 inside-out 法缝合 TFCC 难点

　　使用与半月板缝合相同的inside-out法，使用2.4 mm关节镜外套管或笔者设
计的弧形单腔管（curved single lumen）作为导向器插入4-5入路，沿TFCC开窗处
的边缘，插入尺骨小凹（fovea），并用克氏针钻孔（**图8**）。

手术技巧及注意事项

　　如果 TFCC 有开窗，使用导向器时容易定位尺骨小凹（fovea）。如果没有
开窗，以隐窝桡侧 2 mm 及背侧 2 mm 作为克氏针的钻孔固定点。尺骨小凹
（fovea）与隐窝（recess）的位置关系可参考（**图9**）[3]。

图9 尺侧隐窝（recess）与尺骨小凹（fovea）的位置关系

尺侧隐窝位于尺骨小凹（fovea）掌侧的 a 与 b 型占全部位置关系的 78%（a:62%；b:16%；c:10%；d:1%～6%）。

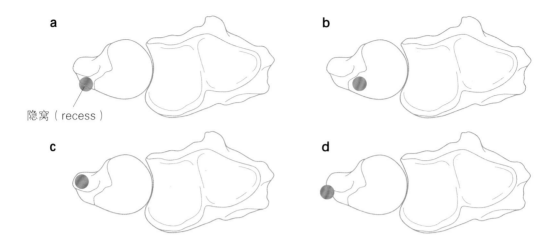

a

隐窝（recess）

b

c

d

　　在进行DRUJ镜检时，如果需要追加皮肤的小切口，可预先标记出TFCC的位置，以便于确认切口切开的位置。同样用外套管作为导向器向尺侧穿入克氏针，并贯穿尺骨，从皮下引出。

> **手术技巧及注意事项**
>
> 在旋后位下，让助手向掌侧按压尺骨头非常重要。

用2枚克氏针贯穿尺骨，并穿过2-0的PDS Ⅱ线，然后在尺骨膜上打结固定。

> **手术技巧及注意事项**
>
> （1）打结固定前放松牵引指套非常重要。
> （2）在进行尺侧皮肤切开前，尺骨预先穿好克氏针，会使手术进展顺利。

典型病例影像

【病例】术后

术后 1 年半的 MRI 所见。
术后 1 年以后高信号减小，并确认 TFCC 愈合至尺骨小凹（fovea）。

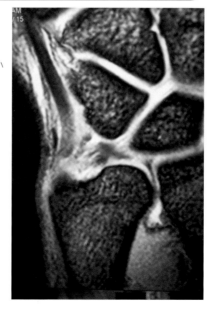

康复治疗

术后长臂石膏固定3周。然后进行3周的主动功能锻炼。从术后第7周开始进行被动功能锻炼，以旋前的锻炼作为重点。术后第8周起允许恢复事务性的工作，手术3个月允许从事重体力劳动及运动复归。

● 文献

［1］PALMER A K：Triangular fibrocartilage complex lesions：a classification. J Hand Surg, 1989, 14-A：594-606.

［2］ATZEI A, RIZZO A, LUCHETTI R, et al. Arthroscopic foveal repair of triangular fibrocartilage complex peripheral lesion with distal radioulnar joint instability.Tech Hand Up Extrem Surg, 2008r, 12（4）：226-235.

［3］BADE H, KOEBKE J, STRANGIER R.Der Recessus ulnaris im Arthrogramm des proximalen Handgelenks. Handchir Microchir Plast Chir, 1993, 25：171-178.

腕关节镜手术

腕关节腱鞘囊肿的关节镜下切除手术

手术特点

腱鞘囊肿为良性病变，对于初次就诊的病例原则上采用保守治疗的方法。保守治疗的代表性处理方法为穿刺抽吸，但据报道，有15%~64%的复发率[1]。

手术指征

·经多次穿刺治疗，囊肿仍然不消失的难治性病例。

·进行传统切开手术治疗，预计切口较大的病例（尤其是年轻女性），从术后美观的角度考虑，适合进行镜下手术。

·腕关节背侧触诊不明显的隐匿性腱鞘囊肿（occult ganglion），但合并有腕关节运动时疼痛及压痛者。

一般能进行腕关节镜下手术的腱鞘囊肿多为桡腕关节背侧的囊肿（囊肿的蒂部位于桡腕关节处），而腕中关节及腕掌关节处的腱鞘囊肿不具有关节镜视下的手术指征。

手术方法

1 手术体位及麻醉方法

患者在全麻或臂丛神经阻滞麻醉下进行手术，体位采用仰卧位，患肢置于外展台上，并且使用气囊止血带。示指、中指、环指使用牵引指套牵引，腕关节使用牵引塔（traction tower，Zimmer公司）进行垂直牵引（**图1**）。

2 关节镜手术入路

进行腱鞘囊肿的镜下切除时，需要分别建立1个观察入路和1个工作入路（**图2**）。观察入路可建立在腱鞘囊肿的桡侧或尺侧的1–2入路[2]、4–5入路或6R入路

图 1 手术体位

使用牵引塔进行患侧腕关节的垂直牵引。

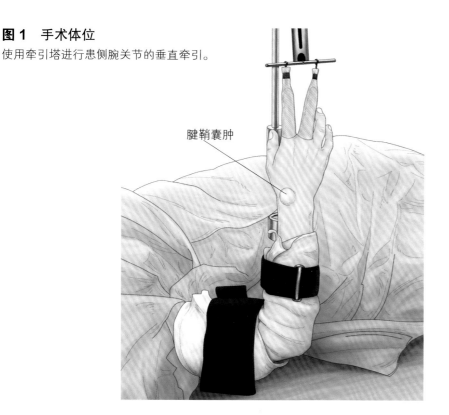

腱鞘囊肿

图 2 腕关节镜手术入路模式（左腕关节）

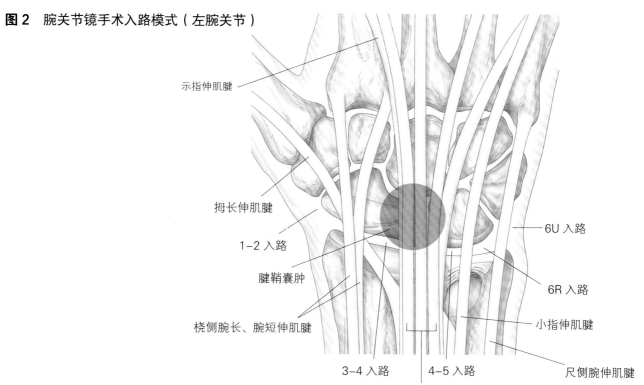

示指伸肌腱

拇长伸肌腱

1–2 入路

腱鞘囊肿

桡侧腕长、腕短伸肌腱

3–4 入路

指伸肌腱

4–5 入路

6U 入路

6R 入路

小指伸肌腱

尺侧腕伸肌腱

处[3,4]，工作入路可使用4–5入路或3–4入路。关节镜使用2.7 mm的斜视镜。

手术技巧及注意事项

进行腕关节镜下腱鞘囊肿切除术时，要充分掌握各入路镜下的影像特点，并能理解入路与周围的解剖位置关系。如果术者充分掌握了镜下手术的技术，选择何种手术入路可由术者自行决定[3]。

3 腱鞘囊肿蒂部的确认

首先需要确认由桡腕关节掌侧关节囊附着至腕骨的桡舟月韧带。该韧带与舟月韧带相连续，然后沿着舟月韧带确认背侧关节囊的附着部（**图3**）。腱鞘囊肿的蒂部位于舟月韧带的背侧关节囊的附着部，或位于附着部的远端（**图4**）。

4 切除腱鞘囊肿的蒂部

使用刨刀切除腱鞘囊肿的蒂部（**图5**），切除蒂部时可见到淡黄色黏液样液体流入关节腔，或由手术入路处流出（**图6**）。切除腱鞘囊肿的蒂部后，囊内容物的流出会降低囊内压力，囊内压力的减低可通过手指触摸囊肿背侧的皮肤得到确认。

如果镜下无法发现蒂部，可用注射器针头从背侧皮肤刺穿囊壁进入桡腕关节内，囊肿的蒂部一般位于注射器针头穿出部位附近，可在注射器针头穿出部位进行囊肿的切除（**图7**）。

图3 腕关节 4-5 入路的镜下影像（右腕）

a. 用探钩确认舟月韧带
（＊：月骨；＊＊：舟骨）

b. 镜下确认舟月韧带与背侧关节囊的移行部
（＋：舟月韧带；＋＋：背侧关节囊）

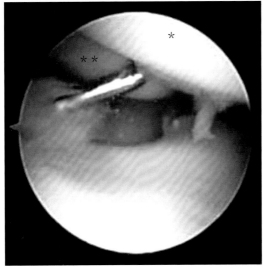
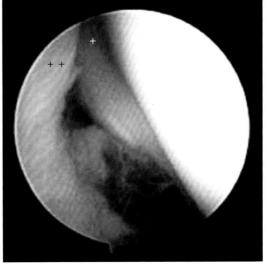
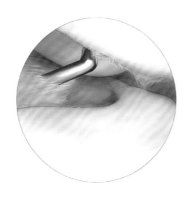
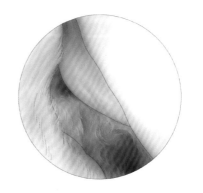

图4 腱鞘囊肿蒂部的镜下影像（右腕）

a. 镜下可确认腱鞘囊肿的蒂部（箭头所指）位于舟月韧带与背侧关节囊移行部
（＊：舟月韧带；＊＊：背侧关节囊及滑膜）

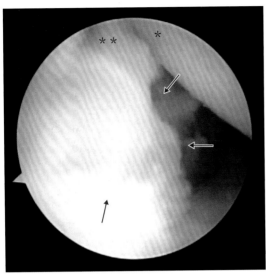

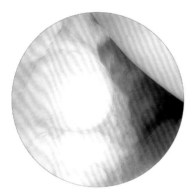

b

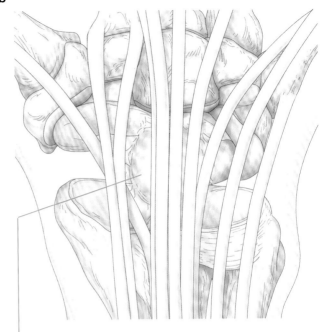

腱鞘囊肿的蒂部常常位于舟月韧带与背侧关节囊相连的移行部位，或位于该部位的远端

手术技巧及注意事项

（1）注意关节囊的切除不要过度。

（2）让助手轻轻按压囊肿上方的皮肤，使腱鞘囊肿的蒂部凸向桡腕关节腔的方向，这样比较容易进行蒂部的切除（**图8**）。

（3）在腱鞘囊肿的蒂部进行了充分的清理后，囊肿仍然没有缩小，镜下切除困难时，可改用传统的切开法进行囊肿的切除。

（4）当从腕关节的尺侧观察囊肿的蒂部时，由于需要向上方进行观察，器械的操作会稍稍有些困难。

189

图 5 用电动刨刀进行囊肿蒂部的清理

a

从 4-5 入路进行关节镜的镜下观察，从 3-4 入路插入刨刀进行手术操作

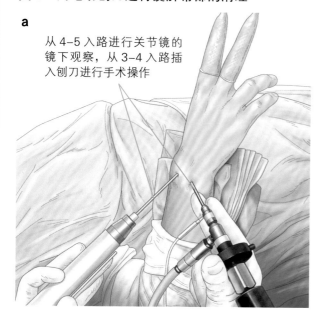

b. 对舟月韧带与背侧关节囊的移行部进行清理（＊：舟月韧带；＊＊：背侧关节囊及滑膜）

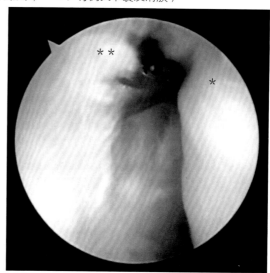

图 5b-1

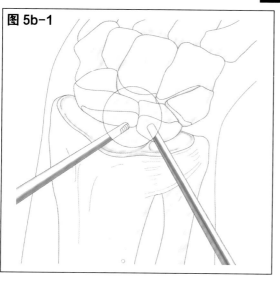

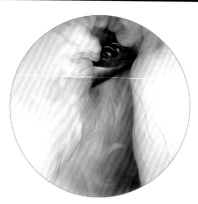

图 6 清理腱鞘囊肿的蒂部后可见囊内容物的流出

a. 切除关节囊的蒂部后常常可观察到果冻样囊内容物的流出

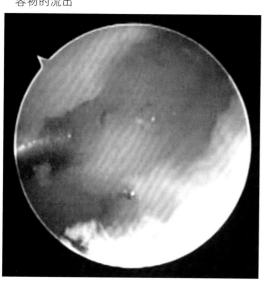

b. 切除腱鞘囊肿的蒂部后，有时可观察到从工作入路有囊内容物的流出（箭头所指：流出的黏稠状囊内容物）

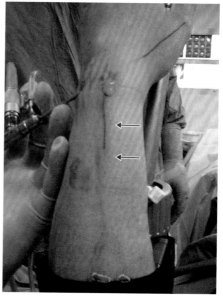

图 7　镜下无法确认腱鞘囊肿的蒂部时的手术操作

a

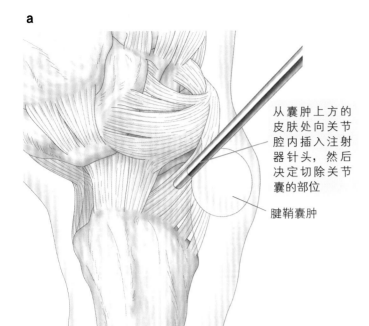

从囊肿上方的皮肤处向关节腔内插入注射器针头，然后决定切除关节囊的部位

腱鞘囊肿

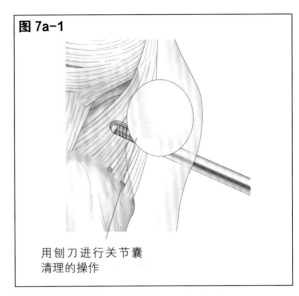

图 7a-1

用刨刀进行关节囊清理的操作

b. 因需要进行一部分关节外的操作，刨刀绝对不能在视野外进行清理操作
（＊：舟月韧带；＊＊：背侧关节囊及滑膜）

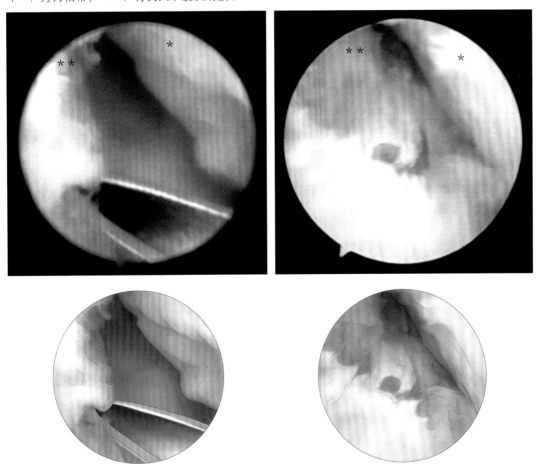

图 8 压迫腱鞘囊肿背侧的皮肤时，囊肿蒂部出现的变化

＊：月骨；＋：腱鞘囊肿的蒂部。

a. 未压迫时的状态

b. 助手用手指压迫囊肿背侧皮肤后的状态。腱鞘囊肿的蒂部凸向关节腔，比较容易切除蒂部

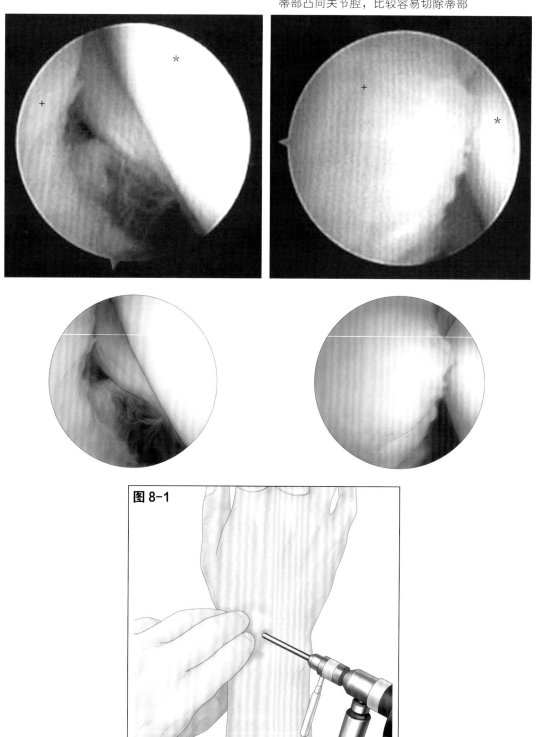

图 8-1

难点解析

避免发生伸肌腱的损伤！

需要进行一部分的关节外操作。避免发生伸肌腱损伤最重要的一点是刨刀的清理操作一定要在视野内进行。需要切除的对象必须经过镜下确认。

192

●文献

［1］三浦一志，藤　哲，ほか.手関節背側ガングリオンに対する鏡視下治療.日手
　　会誌,2001,18：46–50.

［2］NISHIKAWA S, TOH S, et al. Arthroscopic diagnosis and treatment of dorsal wrist
　　ganglion. J Hand Surg, 2001, 26–B：547–549.

［3］GEISSLER W B. Arthroscopic excision of dorsal wrist ganglia. Techniques in Hand and
　　Upper Extremity Surgery, 1998, 2：196–201.

［4］三浦一志，西川真史，ほか.手関節背側ガングリオンに対する 4–5, 6R ポータ
　　ルからの鏡視による鏡視下切除術.関節鏡,2003,28：31–34.

腕关节镜手术
镜下腕管松解术
双切口法（two portal technique，Chow technique）

圣玛丽安娜医科大学骨科　泉山　公

手术特点

　　无论行传统腕管切开松解还是内窥镜下腕管松解，均需要切开腕横韧带，进行腕管的开放术。选择内窥镜下腕管松解术的初衷是为了减少手术的损伤，但近来传统的切开术也可以在小切口下完成腕管的松解，从手术造成的组织损伤程度看，小切口松解与镜下松解已经变得没有太大的区别。

　　哪种方法更能安全地进行手术的操作，是左右术者选择术式的关键。所以，本文重点进行手术操作过程中并发症诱发因素的阐述。

手术适应证

　　手术适应证包括：除术前腕关节无法充分背伸的病例；术前影像检查怀疑腕管内占位的病例；大鱼际高度萎缩需要进行功能重建的病例。之外的腕管综合征的病例疑似以上情况者，应选择传统切开法进行腕管松解。

手术方法

1 设计皮肤切口及插入空心套管

◆ 手术切口位置的确定

　　选择合适的皮肤切口位置非常重要。皮肤切口的位置可位于掌侧腕横纹近端1 cm处，在掌长肌腱的尺侧做1 cm长的横切口。也可以在豌豆骨向近端1 cm并向桡侧1 cm处的掌长肌腱尺侧做切口。前者的手术入路更确切可靠（**图1**）。

　　出口的皮肤切口：拇指最大外展位下，在拇指尺侧缘画一条与掌侧腕横纹平行的直线，沿中、环指间引一条直线与拇指尺侧缘的直线相交，在两条直线围成的交角间做一该交角的平分线，在交点处沿角平分线的近端1 cm处做皮肤的横切口，建立出口入路（**图1**）。

◆ 入口皮肤切口的建立

　　建立入口入路时仅切开前臂筋膜即可。在插入剥离子时注意要没有抵抗感。尺侧的钩状骨可作为插入空心套管的支撑点，插入套管时容易向桡侧偏斜，注意

图 1　设计皮肤切口

拇指最大外展位下，在拇指尺侧缘画一条与掌侧腕横纹平行的直线，沿中指、环指间引一条直线与拇指尺侧缘的直线相交，在两条直线围成的交角间做一该交角的平分线

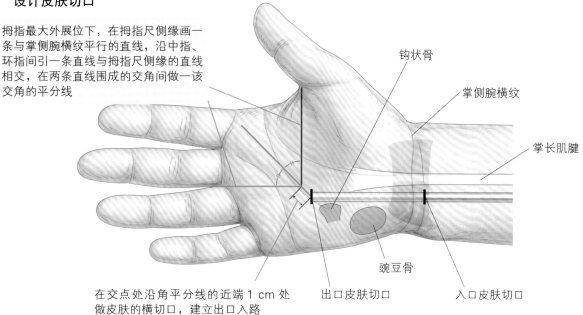

钩状骨

掌侧腕横纹

掌长肌腱

豌豆骨

出口皮肤切口

入口皮肤切口

在交点处沿角平分线的近端 1 cm 处做皮肤的横切口，建立出口入路

图 2　插入空心套管

a. 建立入口入路

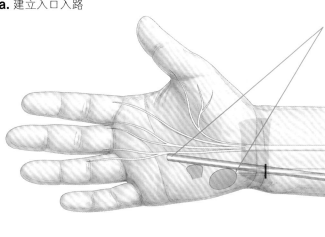

建立入口入路时，尺侧的钩状骨可作为插入空心套管的支撑点。插入套管时容易向桡侧偏斜，注意应在保持与掌长肌腱平行的状态插下入套管

可用剥离子确认屈肌支持带横向走行的纤维

屈肌支持带

b. 建立通道（向远端）

向远端建立通道时，屈肌支持带的近端可作为支撑点，把空心套管的前端向远端插入

c. 出口入路的建立

如果空心套管的前端不容易从出口处出来，要小心地进行操作

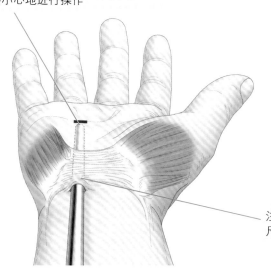

注意不要让腕关节发生尺偏

应保持与掌长肌腱平行的状态插入套管（**图2a**）。

◆ **出口入路的建立**

在建立出口入路时，注意不要使腕关节发生尺偏，以免导致入路的建立偏向桡侧。当套管不容易从出口处出来时，不要勉强进行操作，可追加小切口，小心地进行操作，避免损伤神经及血管（**图2c**）。

2 当有软组织嵌入时的处理

术野内有正中神经或屈肌腱嵌入时，用探钩把嵌入至套管裂隙内的组织向尺侧进行剥离，插入套管的内芯并向桡侧旋转350°，或者拔出套管，把空心套管的尖端抵住屈肌支持带后重新插入（**图3a**）。

经上述操作后，套管的裂隙内仍有滑膜、肌腱等软组织嵌入时，不要犹豫，改为传统切开进行腕管的松解。

图3 软组织嵌入时的处理

a

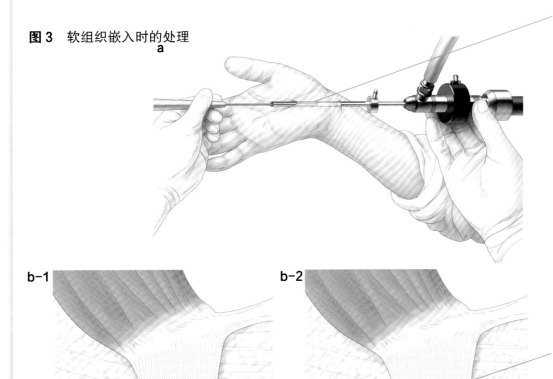

b-1　　　　　　b-2

当空心套管的裂隙内有软组织嵌入时，使用探钩把软组织向尺侧进行充分的剥离，插入套管的内芯并向桡侧旋转350°

当套管贯穿了屈肌支持带，在套管裂隙的下方会残留部分屈肌支持带，无法完全切断

手术技巧及注意事项

当套管贯穿了屈肌支持带，在套管裂隙的下方会残留部分屈肌支持带，无法完全切断（**图3b**）。

3 切断屈肌支持带

◆ 切开远端一部分屈肌支持带

为了避免损伤掌浅弓，从空心套管的远端插入推刀，推刀的刀头抵住屈肌支持带的远端，用推刀的刀刃切开远端屈肌支持带约5 mm（**图4a**）。经过此步操作，空心套管即使从掌浅弓的远端穿过，掌浅弓发生损伤的可能性也较小。

◆ 切开屈肌支持带的中央部

使用三角刀切开屈肌支持带的中央部（**图4b**）。

◆ 切开远端屈肌支持带

从中央部切开处插入钩刀，切开远端屈肌支持带（**图4c**）。

图4 切开屈肌支持带的顺序

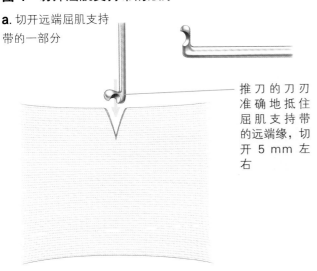

a. 切开远端屈肌支持带的一部分

推刀的刀刃准确地抵住屈肌支持带的远端缘，切开5 mm左右

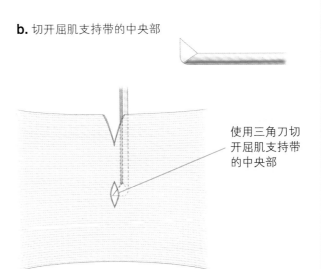

b. 切开屈肌支持带的中央部

使用三角刀切开屈肌支持带的中央部

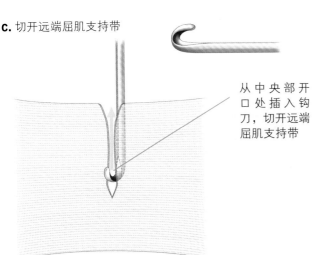

c. 切开远端屈肌支持带

从中央部开口处插入钩刀，切开远端屈肌支持带

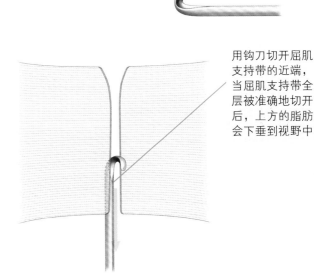

d. 切开近端屈肌支持带

用钩刀切开屈肌支持带的近端，当屈肌支持带全层被准确地切开后，上方的脂肪会下垂到视野中

◆ 切开近端屈肌支持带

从套管的远端入口重新插入腕管镜，用钩刀切开近端屈肌支持带。

手术技巧及注意事项 ···

会有脂肪组织从屈肌支持带切开的部位垂下而影响视野，所以尽可能用钩刀一次就把屈肌支持带的全层切开（**图 4d**）。

4 对断端进行检查确认

用探钩检查屈肌支持带是否完全切断，如果切断不完全，需要追加切开。目前已有全透明的空心套管，更容易确保视野的清晰。

5 关闭切口

用生理盐水冲洗切口，检查有无出血。腕管部进行加压包扎，防止术后出血。关闭皮肤切口，结束手术。

并发症及解决对策

如果术中发现有诱发并发症的因素存在，即使危险性不高，也要果断地改为传统开放手术进行腕管松解。微创与手术的安全性相比，还是要优先考虑手术的安全性。

● 文献

［1］木村　元ほか.鏡視下手根管開放術における合併症例，再発例の検討.日手会誌, 2001, 18（4）: 20-23.
［2］CHOW J C Y. Endoscopic carpal tunnel release. Hand Clin,1994, 4: 637-646.